EL LIBRO DE LOS
GLÚTEOS

JERÓNIMO MILO

EL LIBRO DE LOS GLÚTEOS

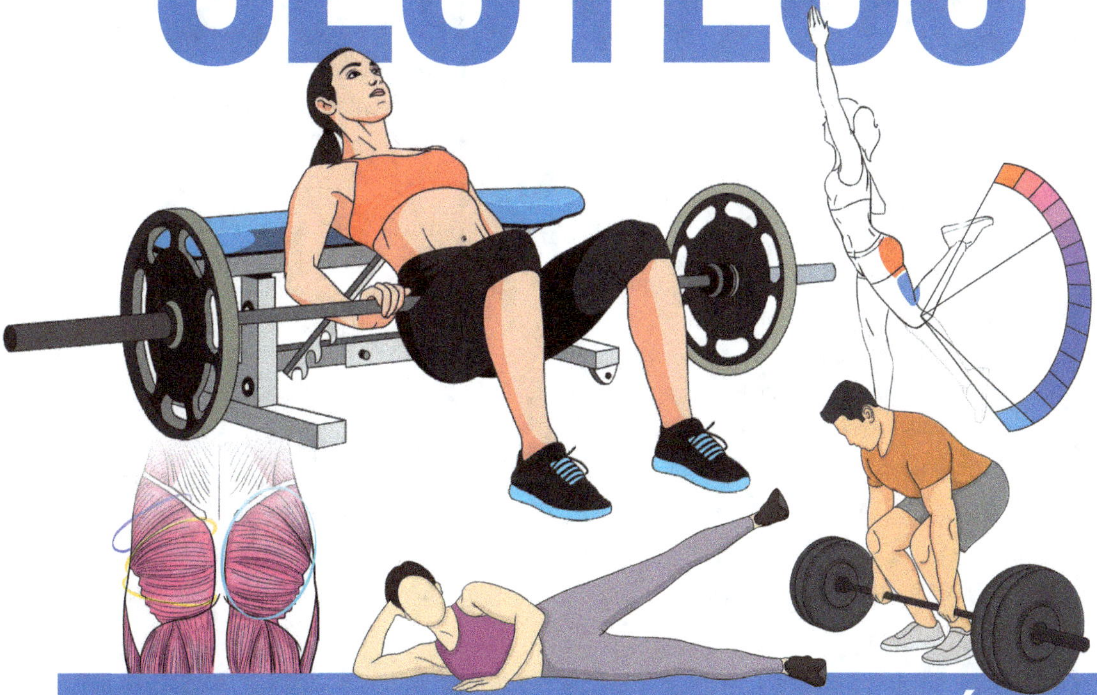

FUERZA - ENTRENAMIENTO - ANATOMÍA

JMILO Ediciones

JERÓNIMO MILO

Mi historial de entrenamiento se origina en las artes marciales chinas, el Jiu Jitsu, el Tai Chi y el Chi Kung, la gimnasia deportiva y otros deportes de combate. Formalmente mis estudios son la anatomía, la biomecánica y la fisiología, pero gran parte de mi vida fui un autodidacta en la mayoría de los aspectos que desarrollé y sigo desarrollando. Comencé a entrenar kettlebells luego de leer los pocos libros de Pavel que apenas se podían conseguir en el comienzo de la década del 2000. Me convencí inmediatamente de que era lo mío luego de seguir una recomendación que hacia Pavel sobre la práctica del windmill como posible ejercicio de contracción excéntrica de la cadena posterior lateral para ayudar a dolencias que me aquejaban en esa época. Luego de entender y practicar, caí completamente hechizado bajo el encanto de los kettlebells y así la fuerza comenzó a ser un factor importante y decisivo en mi vida. El círculo comenzaba a cerrarse porque había encontrado también un método de fuerza con transferencia adecuada para las artes marciales.

En sus comienzos tuve que construir literalmente los kettlebells en mi país y durante muchos años viajé a distintos destinos del mundo siendo el principal la cuna del kettlebell en San Petersburgo (Rusia). También organicé las visitas de muchos profesores extranjeros como así también torneos y actividades internacionales.

Luego de estos viajes creé KBLA (Kettlebell Latinoamérica) que, como su nombre lo indica, pregona intereses conjuntos a favor de los países que componen Latinoamérica, priorizando la difusión en idioma castellano de forma accesible e incluso gratuita.

Desde el 2008 he organizado más de 10 visitas de maestros internacionales, certificaciones y capacitaciones a nombre de KBLA. También he viajado a Chile, Uruguay, Paraguay, Brasil, Perú, Ecuador, Colombia, Costa Rica y a las provincias argentinas de Buenos Aires, Santa Cruz, Río Negro, Santa Fe, Jujuy, Entre Ríos, Chaco, Misiones, Mendoza, Corrientes y Córdoba. También he realizado desde 2010 los primeros torneos en Latinoamérica de Kettlebell Deportivo, muchos bajo reglas oficiales de IUKL (International Union of Kettlebell Lifters).

En los últimos años he estado completamente dedicado a la generación de contenido en redes sociales y material original tales como manuales, videos de instrucción y cursos online, específicamente los de la plataforma G-SE, en donde he desarrollado mis dos cursos: "Entrenador certificado de kettlebells" y "Fundamentos de la anatomía funcional y patrones de movimiento", que han servido de base y fuerza generadora para muchos de estos manuales.

En el mundo editorial mi obra base en papel ha sido "Fuerza, entrenamiento, anatomía", en donde relaciono estos tres temas entre sí. El primer volumen expone todos los elementos anatómico-funcionales del tronco, en el segundo los miembros inferiores y en el tercero los superiores y una integración de todo el cuerpo.

En 2021 escribí una de mis obras más conocidas, llamada El libro de las progresiones, regresiones y variantes, en donde expongo innumerables ejemplos de ejercicios basados en patrones de movimientos y el concepto por el cual se pueden facilitar o dificultar los mismos.

En el 2022 escribí el gran libro de los BIG3, un análisis exhaustivo sobre los 3 ejercicios básicos: squat, peso muerto y banco plano. Este también con la perspectiva de fuerza, entrenamiento y anatomía.

También he desarrollado 4 obras de acceso libre y gratuito llamadas Guía de Entrenamiento para Principiantes, en dónde se exponen los pasos para iniciarse en actividades tales como kettlebells, clavas, levantada turca y métodos de entrenamiento.

En la actualidad brindo conferencias, cursos y continúo con mi tarea de promover el movimiento humano en todo el mundo.

Mi primer abordaje organizado sobre el análisis específico de los glúteos lo viví durante la pandemia, donde tuve el honor de dar mi primer curso online sobre el tema junto a Ariel Couceiro González. En el mismo tuve que disertar sobre los aspectos anatómicos de esta estructura, y debo decir que aprendí mucho de Ariel sobre el entrenamiento y la interacción de la misma con el resto del cuerpo.

A la hora de escribir un libro sobre este tema es prácticamente imposible no relacionarlo con la obra de Bret Contreras The glute lab. Si bien intenté hacer este libro diferente, tratando de aportar y profundizar desde mi conocimiento anatómico, resulta imposible no compararlo con la extensiva obra de Contreras y con otras como la de Delavier o Schoenfeld.

Este libro será parte de una ambiciosa serie que busca, de manera segmentada y analítica, comprender distintas partes del cuerpo que son afines a muchos modelos de entrenamiento. Así, luego de estudiar en este tomo los glúteos y las caderas, podremos proseguir con los hombros, las rodillas y el core. De esa manera seccionada podremos finalmente abarcar al cuerpo como un todo, pero compuesto de diferentes unidades funcionales.

Como sea, el libro que tienes en tus manos es diferente. Porque la manera de entender un tema en cada ser humano es diferente. Así que no solo te aliento a que escuches de nuevo esta historia pero desde mi óptica, sino también quiero alentarte a que desarrolles tu propio relato acerca del tema, que siempre será diferente porque incluirá el particular y único modo de ver las cosas de cada persona.

CÓMO USAR ESTE MANUAL

UNA LECTURA INCLUSIVA Y PARA TODOS LOS NIVELES.
DESDE EL INICIADO, HASTA EL PRACTICANTE Y/O ENTRENADOR O DOCENTE.

La idea de este libro es que la lectura sea útil tanto para el iniciado, que necesita obtener la información traducida y facilitada, como también para el especialista que necesita ordenar los conceptos y transmitirlos de la manera más fácil y comprensible.

Para este propósito he ordenado esta obra de la siguiente manera:

1 Debido a la dificultad de las descripciones anatómicas estas serán descritas de manera **progresiva**. Así en el Capítulo 1 se harán las descripciones generales (zonas, ubicación) para, en los capítulos subsiguientes, poder ir avanzando hasta las descripciones anatómicas más profundas y precisas.

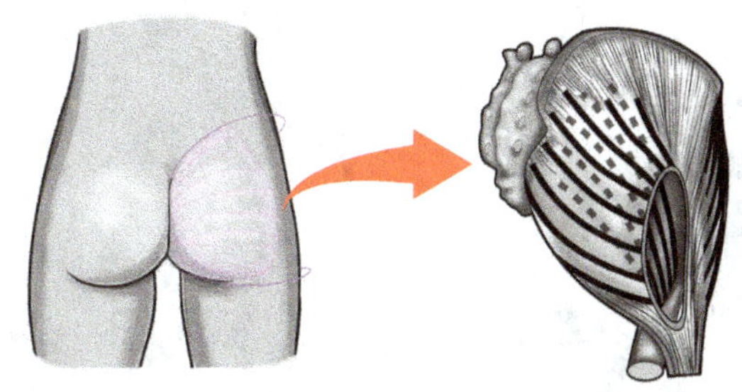

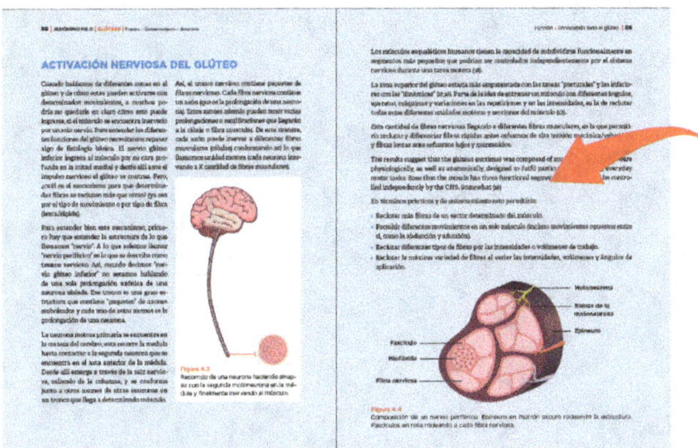

2 Los bloques de páginas azules quizás requieran conocimientos previos de anatomía, fisiología o necesiten redirigirse a una estudio o paper específico para mayor profundización. Si tu interés es básico o solo práctico, puedes saltearlos o dejarlos para una lectura posterior.

3 Los ejercicios progresarán desde los monoarticulares a los multiarticulares (o ejercicios compuestos). Esto no significa que haya mejores o peores ejercicios, sino que el orden será simplemente analítico.

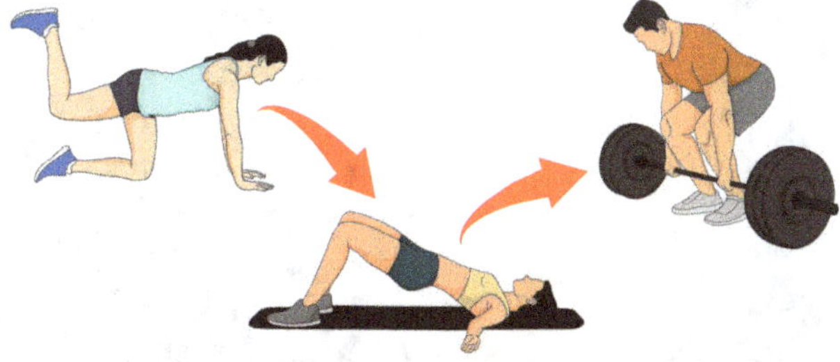

CÓMO LEER LAS REFERENCIAS: Cada vez que veas que una oración contenga un ( ) con un número en el medio, puedes dirigirte al final del libro con ese número para ver la fuente de donde fue obtenida esa información. Con copiar el título del libro/estudio y su autor podrás encontrar la información original en la web.

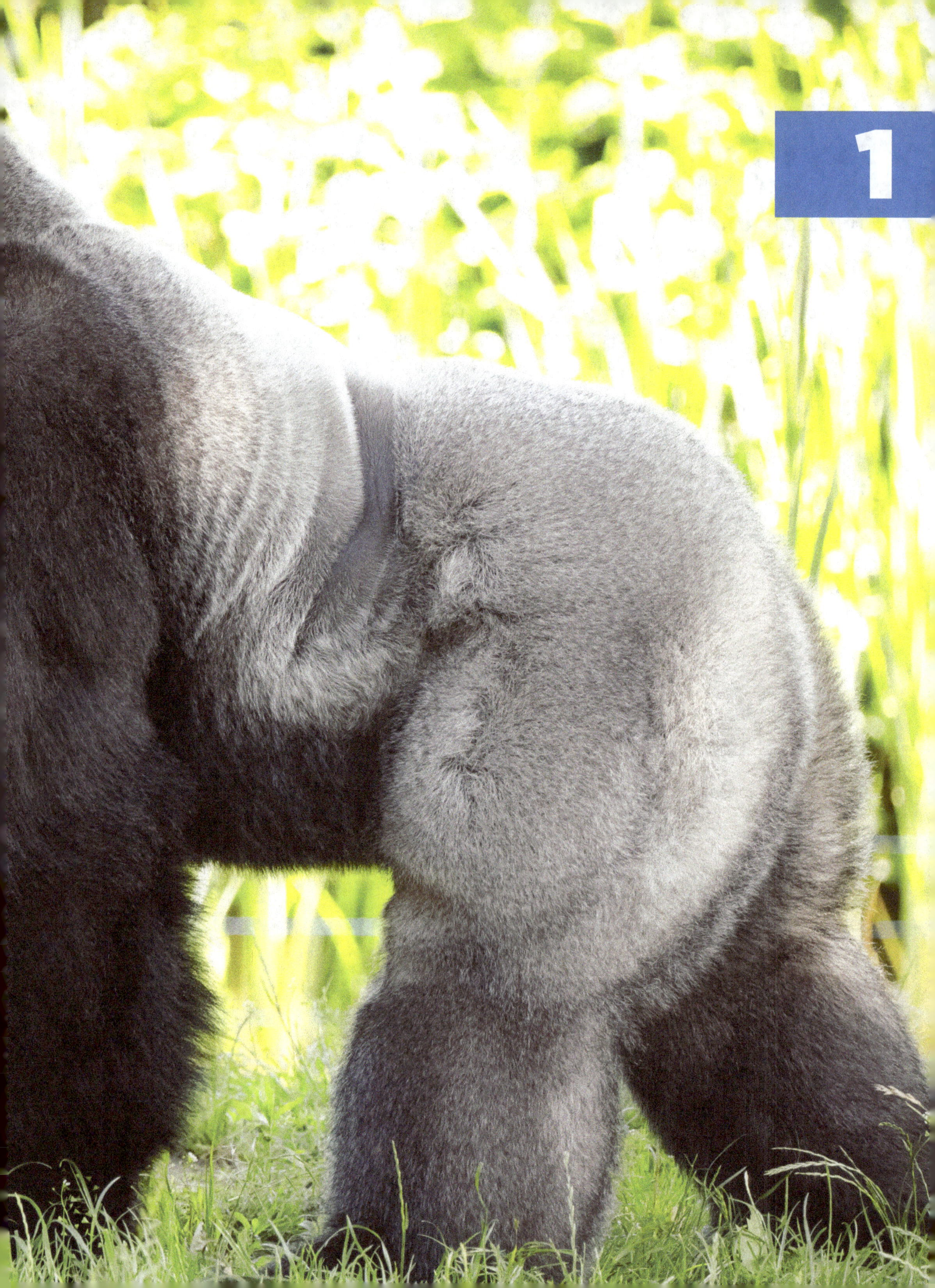
1

¿POR QUÉ LOS GLÚTEOS?

DIFERENTES BÚSQUEDAS, DIFERENTES FUNCIONES

Podemos justificar la existencia de este libro desde diferentes puntos de vista y todos podrán ser adecuados según lo que esté buscando cada persona.

Desde lo funcional: Los glúteos tienen un rol fundamental en la bipedestación y la marcha. Su evolución se debe en parte al poder estar parados, característica distintiva del ser humano. Su particular disposición posterior y lateral sirve tanto para propulsarnos como para mantenernos en pie y asi poder proceder con libertad con los miembros superiores.

Desde la salud: Posturalmente los glúteos cumplen un rol fundamental al proveer estabilidad en la cadera, zona lumbar, sacroilíaca (4, 14) y rodillas, siendo fundamental su actividad en el correcto funcionamiento mecánico del cuerpo y la posible prevención de lesiones.

Desde la fuerza: Los glúteos son la clave en la mayoría de los ejercicios compuestos. Conectan los miembros inferiores con el tronco y son responsables de las transferencias de fuerzas. Están involucrados en la extensión principal de la cadera.

Desde lo biopsicosocial: Desde los albores del entrenamiento y el desarrollo de la estética de esta zona del cuerpo (sin juzgar si esto es algo bueno o malo) los glúteos han sido uno de los objetivos a desarrollar, siendo hoy en día una zona clave de dedicación en el entrenamiento del fitness.

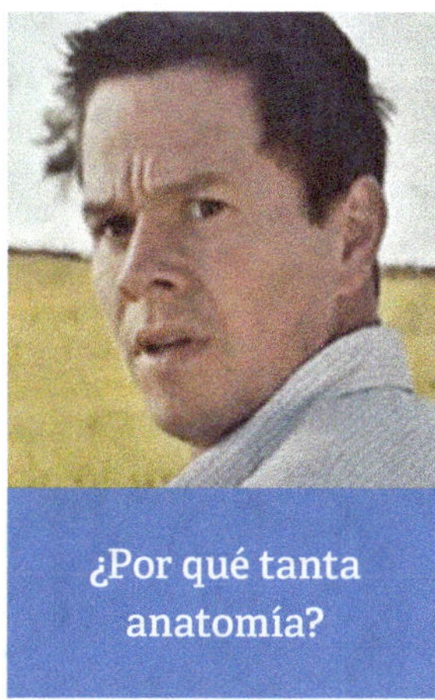

¿Por qué tanta anatomía?

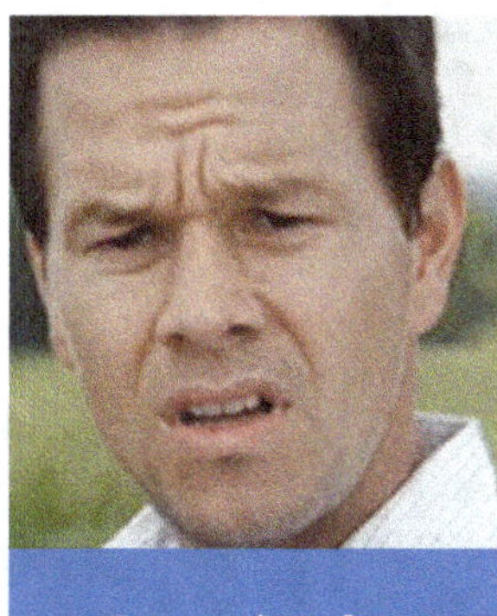

¿Por qué no hay gente desnuda?

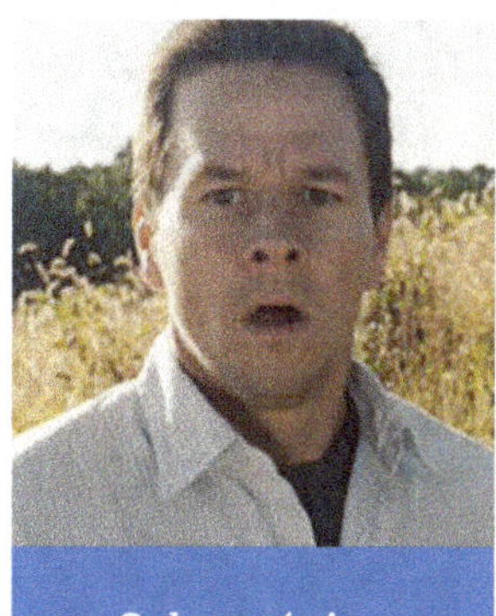

¿Solo 2 páginas de hip thrust?

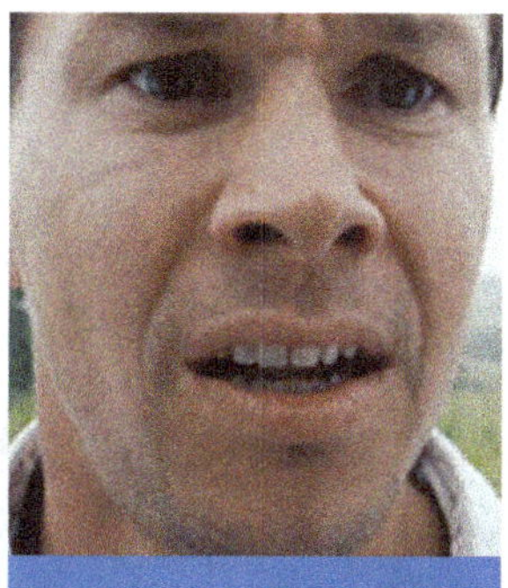

¿Por qué hay tantas cosas y está todo relacionado con todo?

EVOLUCIÓN

Una de las muchas diferencias morfológicas entre el ser humano y los monos antropomorfos es la disposición y función de los glúteos. La disposición de las fibras del glúteo mayor en el humano es tanto posterior como lateral y la del glúteo medio es más bien lateral. En los chimpancés, como ejemplo, ambos glúteos tienden a disponerse más bien posteriores; esto lo hace óptimo para la extensión de cadera, pero no tanto para la estabilización lateral de la misma, propia de la bipedestación y la marcha humana. Los músculos abductores en el ser humano estabilizan lateralmente la pelvis e impiden que esta caiga del lado del miembro que se encuentra en el aire durante la marcha. En los chimpancés y gorilas los tres glúteos actúan como extensores de cadera y no poseen tanto la función abductora. Por eso tienen que hacer grandes desplazamientos con todo el tronco hacia el lado del apoyo, por lo que su andar en dos pies es poco eficiente a diferencia de los humanos. Estas disposiciones son en parte por la orientación del ala ilíaca, más a posterior en los monos antropomorfos y más a lateral en los seres humanos (11).

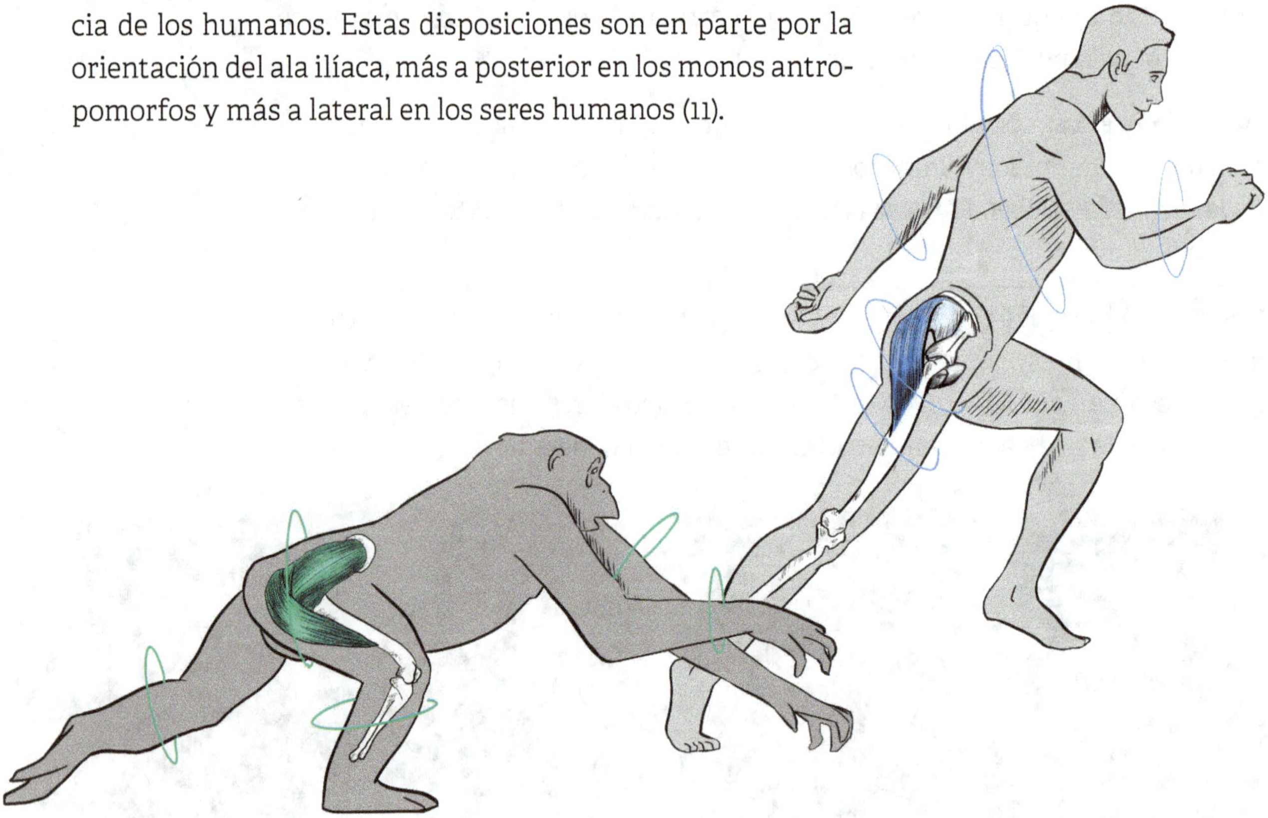

Figura 1.1

En el chimpancé, los tres glúteos actúan como extensores de la articulación de la cadera. En el ser humano, al poseer una orientación más lateral, cumplen la función de estabilizadores laterales. Dibujos y textos basados en *La especie elegida*, de Arsuaga y Martínez.

El estudio de la evolución y el desarrollo es muy importante para entender la función, estructura y posición de los elementos a estudiar en el cuerpo actual. Para eso siempre te recomiendo un buen repaso de las bases evolutivas y embriológicas de cualquier tema en el que te involucres.

En el inicio de nuestro desarrollo el pliegue de los codos y rodillas se encuentra apuntando hacia la línea media o, dicho de otra manera, hacia el vientre. Aquí, podemos definir como ventral a todo lo relativo o que se encuentra direccionado hacia el vientre, y entendemos que tanto el pliegue del codo como el de la rodilla enfrentan el vientre. En el transcurso de la ontogenia (desarrollo del individuo) los miembros superiores rotan lateralmente quedando posicionados los codos hacia posterior. En cambio, los miembros inferiores rotan a medial quedando posicionadas las rodillas hacia anterior. De alguna manera, esto es como si tuviéramos las rodillas "opuestas" a los codos cuando originalmente estas tenían la misma orientación. En el medio de esta rotación los glúteos pasan de estar posicionados puramente a posterior a una disposición posterolateral e, incluso, ligeramente a anterior como el caso del glúteo menor.

La reorientación del ilíaco más a lateral y una disposición también más lateral de los glúteos, permiten a estos músculos contribuir a la estabilización lateral en el humano (9). El humano tiene características que le permiten mejorar la estabilización del tronco y la pelvis, como por ejemplo las áreas expandidas en el sacro y en el ilíaco, que le permiten generar superficies de anclaje con los erectores espinales y un marcado crecimiento del glúteo mayor. Este músculo es reclutado enérgicamente en la carrera, pero no tanto en el caminar (10, 11).

En el caso de la bipedestación el balance de lado a lado es fundamental para mantener el equilibrio;

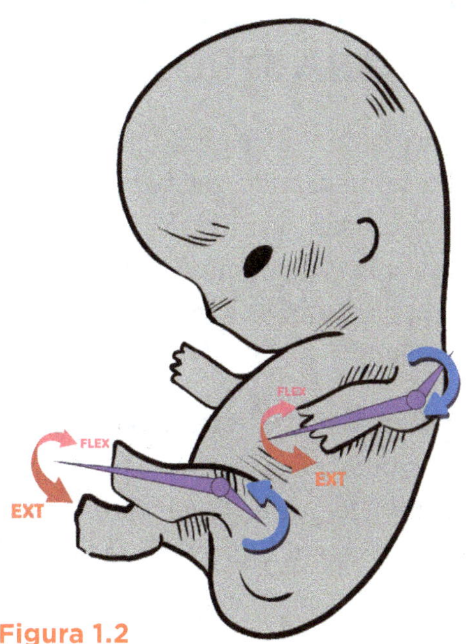

Figura 1.2

Los miembros superiores rotaron hacia externo y los inferiores hacia interno tanto en el proceso evolutivo (filogenia) como durante el desarrollo (ontogenia).

el glúteo medio que es un potente abductor, se encarga de mantener dicho equilibrio siendo el principal en el ser humano, seguido por el glúteo menor y el tensor de la fascia lata (8).

En los demás mamíferos, el glúteo mayor es más pequeño en proporción con el humano. Además ninguno acostumbra a mantener las caderas extendidas como lo hace el ser humano (7). A diferencia de este, las inserciones del glúteo en los demás mamíferos se originan principalmente en el sacro y en el ligamento sacroilíaco.

En los antropomorfos no humanos, los glúteos medios y menor no cumplen tanto la función abductora, y los grupos musculares como el cuádriceps tienen más presencia en la cadera, a diferencia del humano que tiene mayores niveles de torque en la rodilla al usar este músculo.

Los isquiones se encuentran un poco más paralelos con respecto al eje del ilíaco y más posteriores en el ser humano. Además, el aumento de la lordosis mejora el brazo de momento de los isquiosurales en la posición erecta (8).

INTRODUCCIÓN A LA ANATOMÍA DEL GLÚTEO

Nuestro primer análisis anatómico tendrá muy poca precisión. Así que no te compliques pensando que vas a tener que memorizar complejos accidentes anatómicos (eso vendrá después). Por ahora necesito que ubiques a los glúteos en el cuerpo como si estuvieras observando una foto desde lejos. Así, en esta obra vamos a ir construyendo la información desde lo **general** a lo **específico**.

La mayor parte de las descripciones serán sobre el **glúteo mayor**, quedando las descripciones sobre el glúteo menor y el medio para un apartado específico, entendiendo que cada vez que mencionemos la palabra **glúteo** en esta obra, será en referencia al glúteo mayor.

¿Entre qué estructuras se encuentra?: Espalda y miembros inferiores.

¿Región?: Glútea, comprendida entre la cresta ilíaca y el pliegue glúteo, que sería el límite inferior de las nalgas.

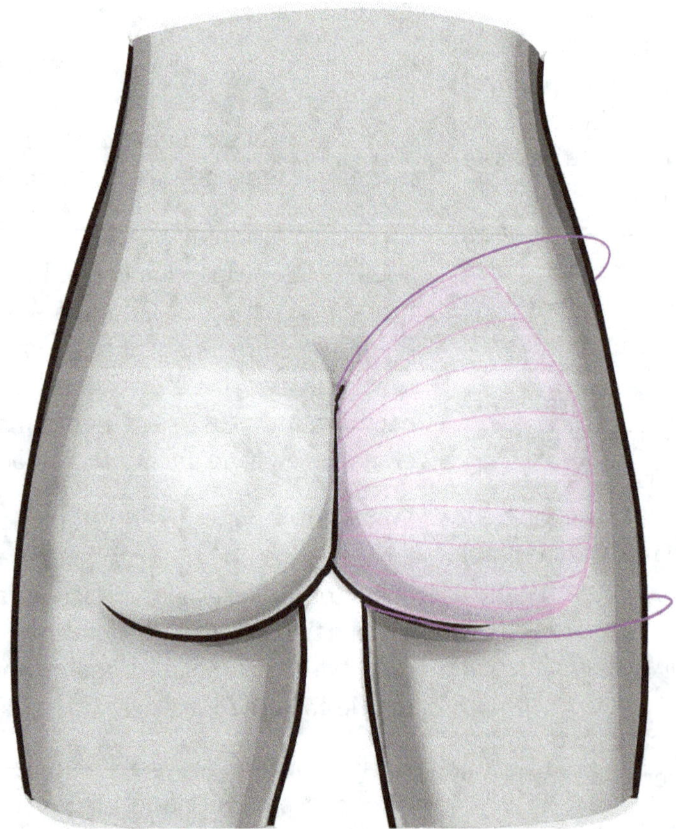

Figura 1.3
Región glutea entre la cresta ilíaca y el pliegue glúteo.

¿Disposición?: Posterior, posterolateral y lateral. Cubre prácticamente a todos los músculos de la zona.

Forma: Es ancho, muy grueso y cuadrilátero.

¿Sobre qué huesos?: El ilíaco (o coxal), el sacro, el fémur y el cóccix.

Características: Es el más voluminoso y potente de los músculos del cuerpo.

Función básica: actuando como **estabilizador global** mediante acciones isométricas y/o excéntricas triplanarmente, evitando la inclinación hacia adelante y la rotación del tronco.

Actuando como **movilizador global** produce extensión de cadera, rotación externa. Las fibras superiores abducción y las inferiores aducción. (4, Testut, Rouviére).

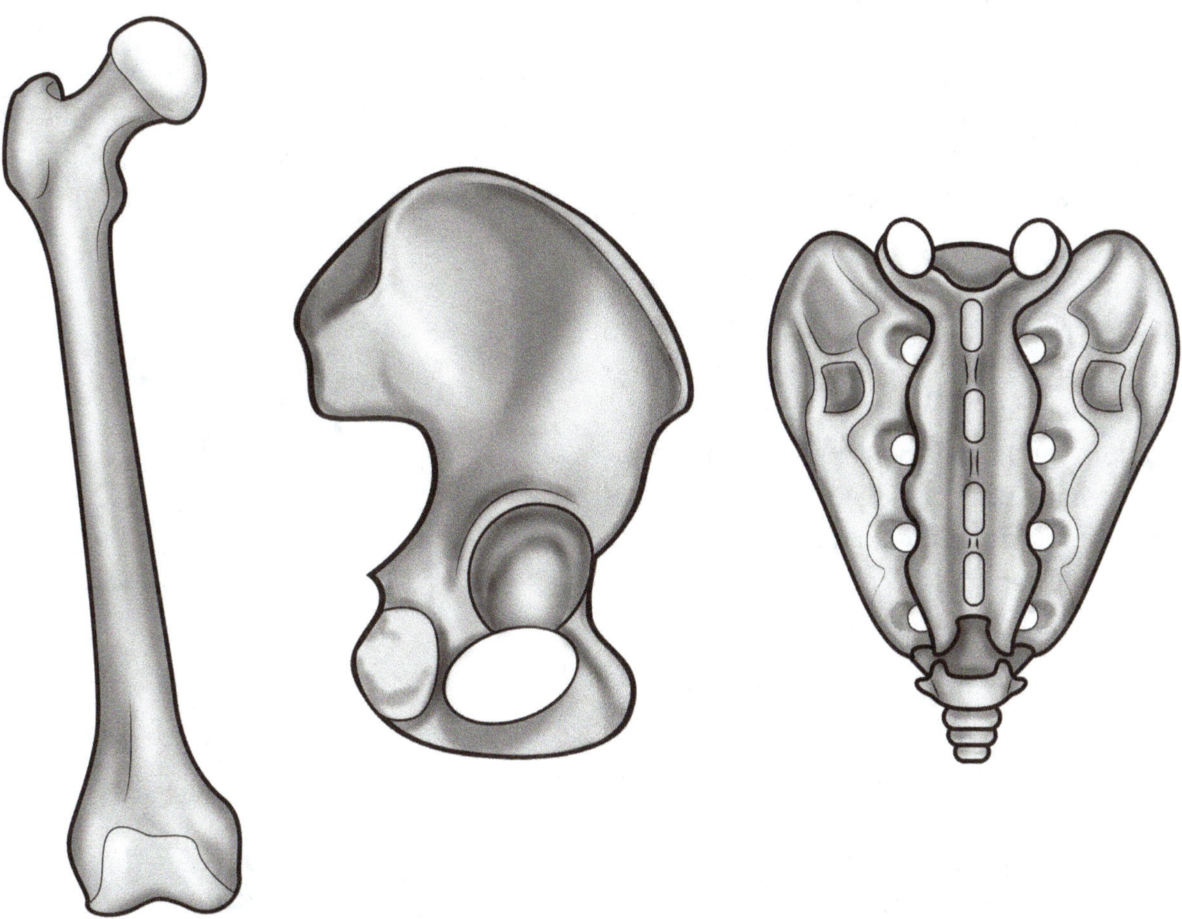

Figura 1.4
El fémur, el ilíaco y el sacro.
Tres estructuras oseas principales relacionadas con el glúteo.

LA CADERA

Este libro forma parte de una colección de 4 tomos en donde se especifican diferentes zonas del cuerpo. Así, este volumen podría haberse llamado bien *El libro de la cadera* para estar a tono con los siguientes volúmenes: hombro, rodilla, etcétera.

Básicamente, el glúteo se inserta sobre 4 huesos. Esto tendrá algún tipo de inferencia sobre las articulaciones formadas entre estos huesos. Si bien existen movimientos entre el ilíaco y el sacro y entre el sacro y el cóccix (de tipo pasivo), la mayor presencia de movimiento será en la cadera, donde se darán los movimientos más poderosos y de mayor amplitud que serán los principalmente analizados en esta obra.

Se denomina cadera a la articulación formada por el fémur con el coxal (o hueso ilíaco de la pelvis). Esta es una articulación de tipo sinovial (o diartrosis) y de género enartrosis, que presenta movimientos en los 3 planos. Recordemos que esta articulación posee cápsula, membrana sinovial, ligamentos y un diseño ideal para moverse multiplanarmente. Como toda articulación que presenta posibles movimientos conjugados en los tres planos, la suma de todos ellos podría describir la circunducción, movimiento que dibuja una trayectoria en el espacio, similar a un cono.

Como toda articulación de género enartrosis, presenta movimientos en todos los planos y enfrenta el desafío de mantener esa capacidad al tiempo que conserva la estabilidad. Recordemos que en el estudio del continuo de movilidad/estabilidad esta articulación es susceptible a perder movilidad, en un escenario de disfunción o de sedentarismo. Su diseño le permitirá grandes amplitudes de movimiento, y muchos de los ejercicios a analizar en esta obra requerirán también de un recorrido aumentado para poder ejecutarse correctamente.

La capacidad de poder generar una movilidad pronunciada implica que la articulación también necesitará estabilizarse (estabilidad dinámica). Recordemos que la movilidad no es lo opuesto a la estabilidad, simplemente son dos condiciones que también pueden (o necesitan) presentarse simultáneamente.

Bajo la acción de los 3 glúteos y de otros músculos de la región, la cadera posee todos los movimientos posibles en mayor o menor medida: extensión, flexión, abducción, aducción, rotación interna y rotación externa.

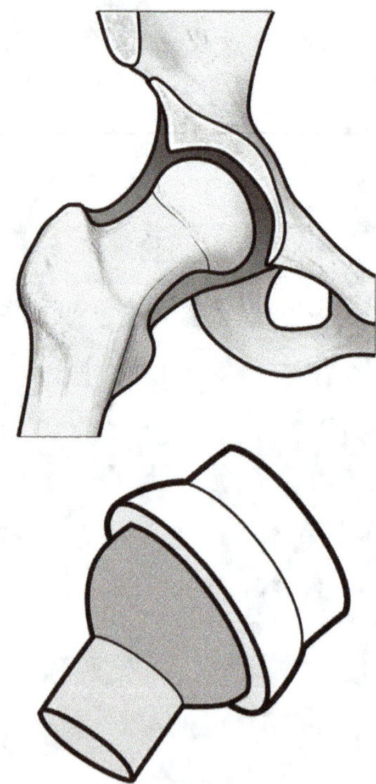

Figura 1.5

La articulación de la cadera comprendida por la cabeza del fémur y el cotilo o cavidad del ilíaco. Debajo, esquema de este género de articulación: enartrosis.

DIFERENTES FORMAS DE LA CADERA Y FUNCIÓN

La forma de la cadera es muy variable de persona a persona, lo que nos da la pauta de que no todas las caderas son iguales y de que no todos los ejercicios deben ejecutarse exactamente de la misma manera entre un sujeto y otro.

La cavidad (cotilo) del ilíaco puede a veces estar apuntando más hacia adelante o más hacia el costado, siendo más facilitada la flexión en el primer ejemplo y más limitada en el segundo. Quizás esto requiera agregar movimientos de abducción y rotación externa para ganar más recorrido articular, al asistirse con otros movimientos en otros planos.

El ángulo que adopte el cuello del fémur (estructura entre la cabeza y el cuerpo del fémur) también condiciona la cantidad de movimiento a conseguir en la articulación, como la posición general de todo el miembro inferior. Un ángulo aumentado en inclinación del cuello (cuanto más se aleje de los 90° y más tienda a alinearse con el cuerpo del hueso) probablemente requiera una posición más abducida de las caderas para estar más cómodo.

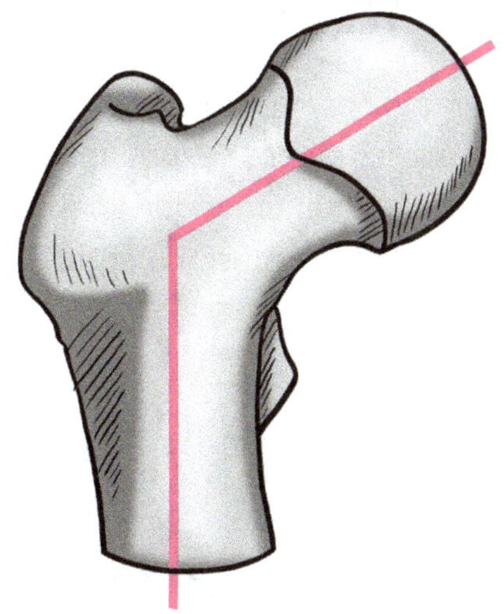

Figura 1.6. Ángulo del cuello.

También, un aumentado ángulo de anteversión (cuanto más hacia adelante se encuentre apuntando el cuello) probablemente haga que las posiciones con los pies muy abiertos sean incómodas, como el caso del peso muerto sumo. Así, la elección y ejecución técnica de muchos ejercicios estará condicionada por la estructura ósea y articular particular de cada persona.

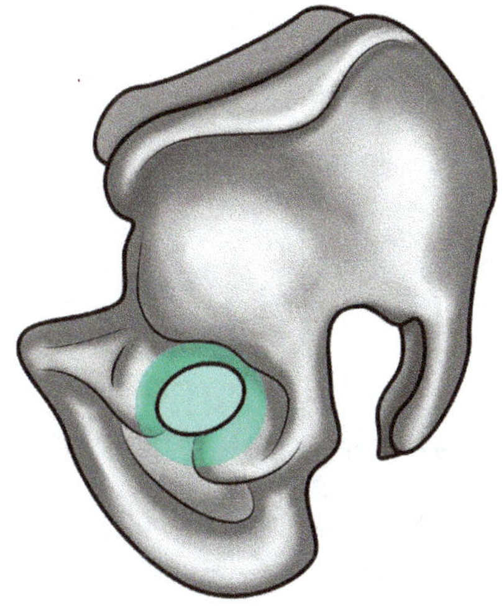

Figura 1.7. Un cotilo más lateral.

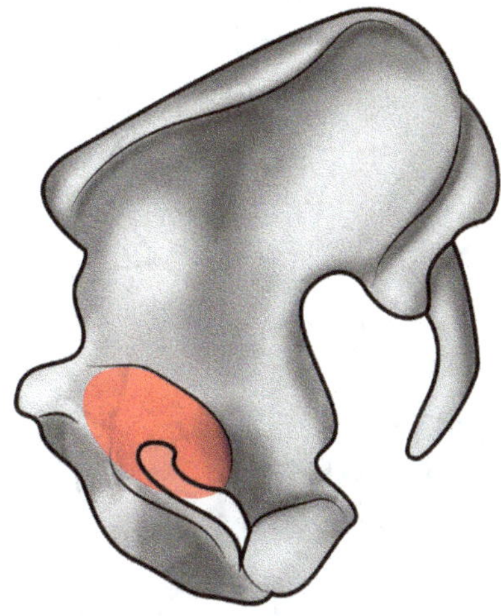

Figura 1.8. Un cotilo más frontal.

EL GLÚTEO MAYOR EN EL PLANO SAGITAL

El glúteo mayor es un músculo que posee acción en todos los planos de movimiento. Para entender este 3D, tenemos que analizar la acción de este mismo músculo en cada plano por separado.

El primer plano de análisis será el sagital, plano donde se suceden las flexiones y extensiones.

Entendemos al plano sagital como el que corta o divide al cuerpo en lado derecho e izquierdo. Sobre este plano se suceden exclusivamente los movimientos de flexión y extensión sobre un eje latero-medial (una flecha que nos atraviesa de costado a costado).

Decimos que el glúteo mayor tiene buena mecánica para generar la extensión de las caderas. En otras palabras, el músculo tiene una llave de mecánico bastante "larga" y ventajosa para mover la articulación, lo que genera una considerable "distancia multiplicadora de fuerzas" entre sus fibras y la articulación.

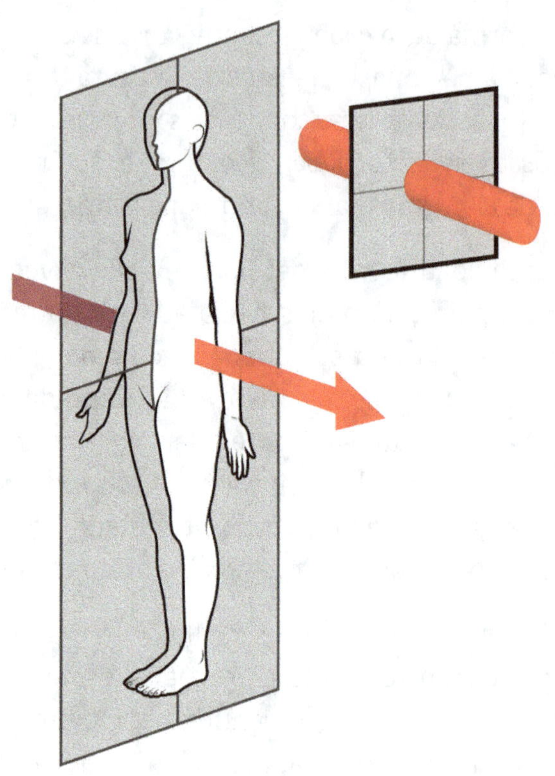

Figura 1.9

El eje que atraviesa la cadera lo hace a través del plano sagital, permitiendo así que una fuerza genere un efecto de rotación sobre ese mismo eje, como una llave lo haría sobre un tornillo.

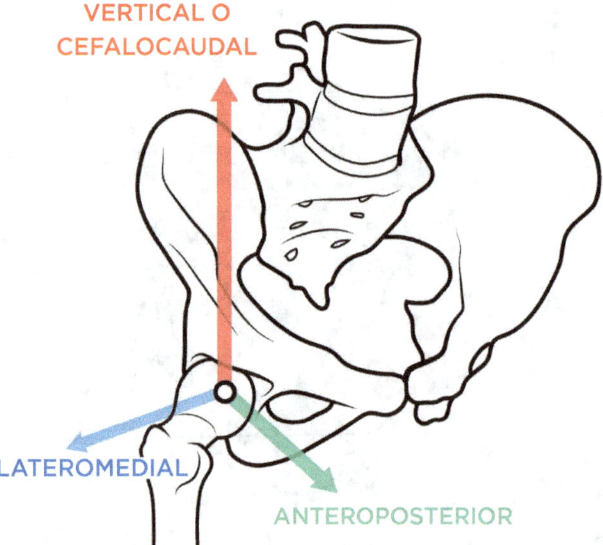

Figura 1.10

Los tres ejes que atraviesan a la articulación de la cadera. El lateromedial en azul, donde se presentarán las flexiones y extensiones. El anteroposterior en verde, donde se presentarán las abducciones y aducciones. El vertical en rojo, donde se presentarán las rotaciones.

También posee una buena coplanaridad (gran parte de sus fibras se encuentran dispuestas sobre el plano –en este caso el sagital (1)–), **sobre todo las fibras inferiores que poseen una disposición más vertical**. En la medida que la articulación se acerca a la flexión o extensión máxima **el músculo pierde mecánica de extensión debido a que sus fibras se alejan del plano mencionado.**

Sobre la cadera y en el plano sagital, el glúteo mayor es responsable de producir la extensión en su actividad concéntrica, frenar la flexión en su actividad excéntrica y mantener estática la articulación en su actividad isométrica.

Si bien de manera analítica decimos que el glúteo mayor es responsable de la extensión de la cadera, no podemos dejar de mencionar que el cuerpo no funciona de manera aislada y este músculo es asistido también por: glúteo medio, glúteo menor (en menor medida gracias a sus fibras más posteriores), bíceps femoral, semitendinoso, semimembranoso y aductor mayor.

> Además de controlar la cadera, el glúteo puede también controlar la rodilla por su accionar conjunto con el tensor de la fascia lata, a través del tracto iliotibial (*Ver página 68*)

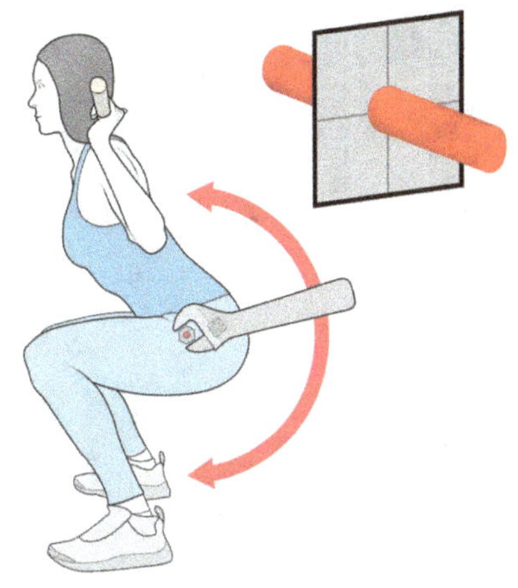

Figura 1.11

El eje que atraviesa la cadera lo hace a través del plano sagital, permitiendo así que una fuerza genere un efecto de rotación sobre ese mismo eje como una llave lo haría sobre un tornillo. El glúteo mayor será responsable de generar la extensión como así también de frenar la flexión de la cadera.

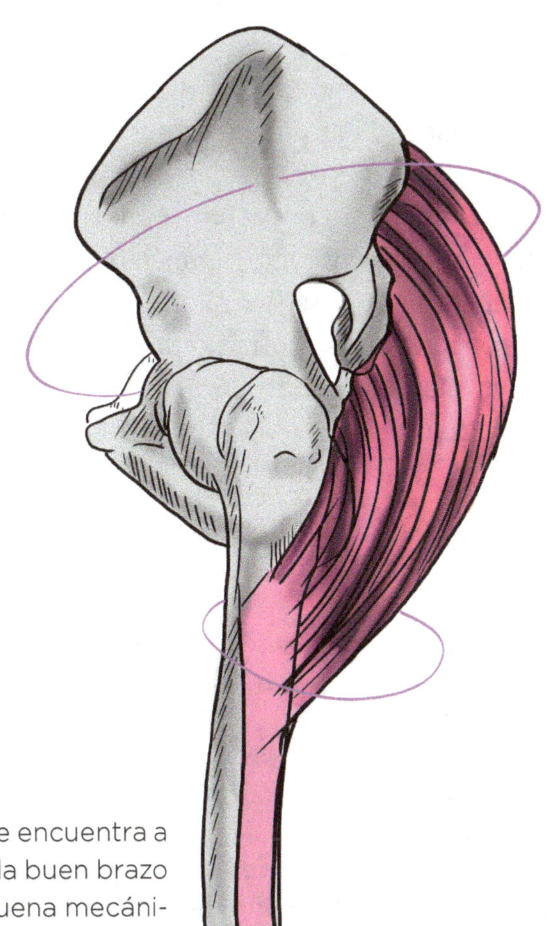

Figura 1.12

Una visión lateral nos permite ver que el glúteo se encuentra a una buena distancia de la articulación, lo que le da buen brazo de momento en este plano y por consiguiente buena mecánica para producir extension. (*Basado en Resistance Institute*).

EL GLÚTEO MAYOR EN EL PLANO FRONTAL

El segundo plano de análisis será el frontal o el plano donde se suceden las abducciones y aducciones.

Entendemos al plano frontal como el que corta o divide al cuerpo en una parte anterior y posterior. Sobre este plano se suceden exclusivamente los movimientos de abducción y aducción sobre un eje anteroposterior (una flecha que nos atraviesa de adelante hacia atrás).

Decimos que el glúteo mayor tiene buena mecánica tanto para generar la abducción como la aducción de las caderas. En otras palabras, el músculo tiene una llave de mecánico bastante "larga" y ventajosa para mover la articulación, lo que genera un considerable brazo de momento entre sus fibras y la articulación. Pero tenemos que entender que el glúteo mayor (gracias a su tamaño y extensión) posee tanto fibras que pueden generar abducción, como también fibras que pueden generar aducción. Por eso muchas veces encontramos contradicciones en los libros de anatomía con respecto a su accionar en este plano.

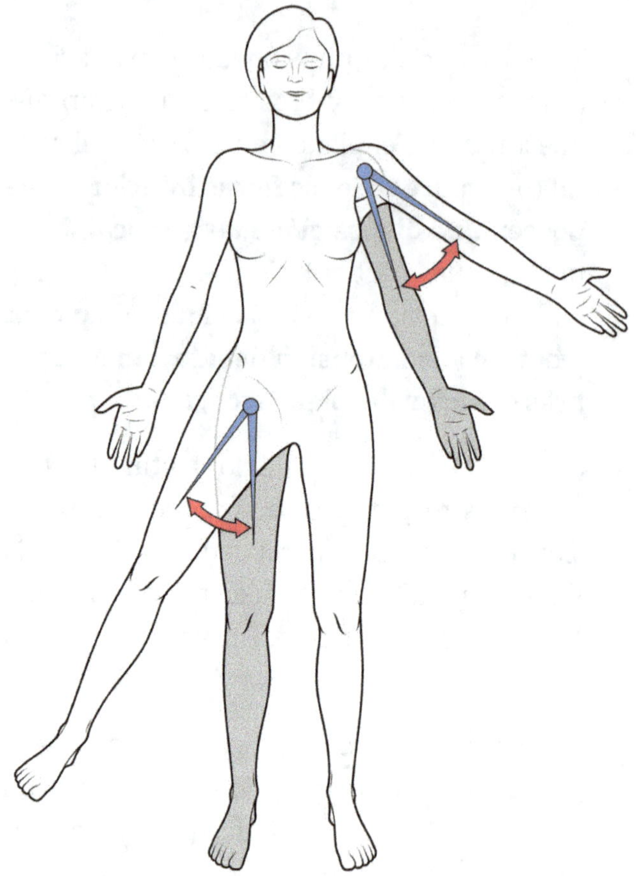

Figura 1.13
En el plano frontal se suceden las abducciones y aducciones a través de un eje anteroposterior como así tambien las inclinaciones laterales.

Figura 1.14
En una sentadilla el plano sigue siendo **frontal** con respecto a la articulación, pero espacialmente podemos confundirlo con un plano transverso.
¡¡¡Los ejes y los planos se mantienen pese al cambio de posición espacial!!!

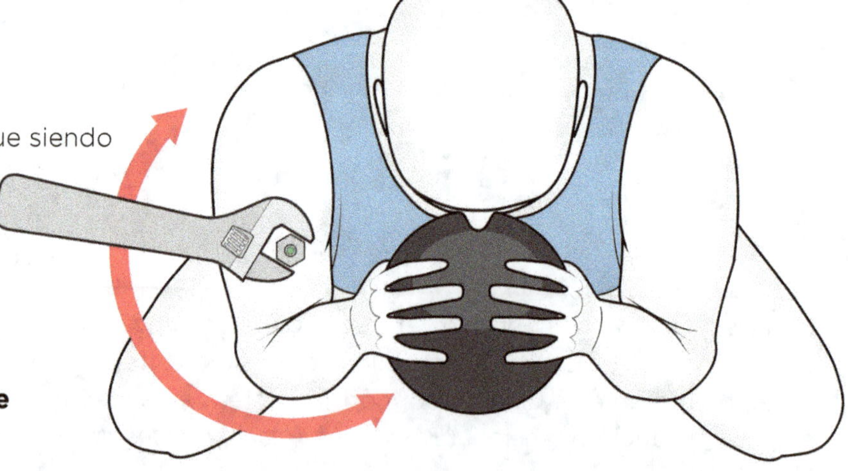

Con respecto al eje anteroposterior, vamos a encontrar fibras del glúteo que queden por arriba y por lateral de este eje y fibras que queden por debajo y por dentro del mismo (punto blanco en el dibujo). Las fibras que queden por arriba y por fuera tendrán una buena mecánica para generar abducción y las fibras que queden por debajo y por dentro para la aducción. Las fibras más centrales cercanas al eje no tendrán tanta palanca para generar ninguno de estos movimientos. Todo esto además será gestionado por el sistema nervioso, para que cuando se elija alguno de estos movimientos los músculos sinergistas de cada una de estas acciones colabore para generar tanto una como otra. Por ejemplo, si elegimos una abducción las fibras superiores del glúteo ayudadas por los otros abductores serán las que tomarán control de este.

Si bien de manera analítica decimos que el glúteo puede ser responsable de la abducción de la cadera no podemos dejar de mencionar que el cuerpo no funciona de manera aislada y este músculo es asistido también por: glúteo medio, glúteo menor, piramidal y tensor de la fascia lata. De la misma manera, que las fibras más aductoras serán asistidas por el grupo aductor.

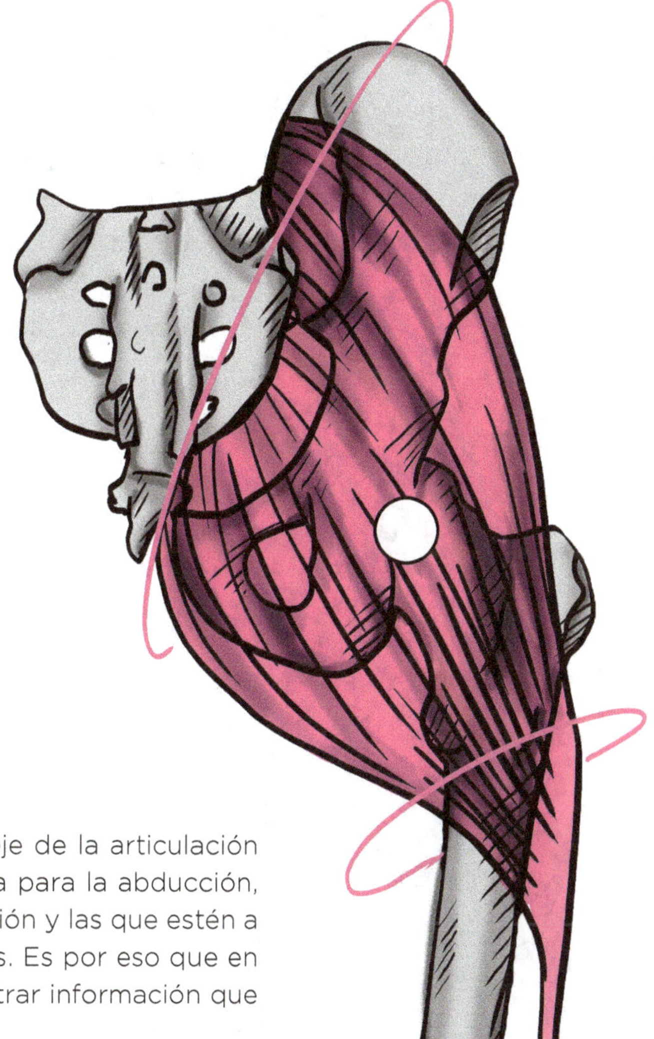

Figura 1.15
Las fibras que queden por encima del eje de la articulación (círculo blanco) tendrán buena mecánica para la abducción, las que queden por debajo para la aducción y las que estén a la altura del eje ninguno de los anteriores. Es por eso que en muchos libros y fuentes podemos encontrar información que se contradice.

EL GLÚTEO MAYOR EN EL PLANO TRANSVERSO

El tercer plano de análisis será el transverso o el plano donde se suceden las rotaciones mediales (internas) y laterales (externas).

Entendemos al plano transversal como el que corta o divide al cuerpo en una parte superior e inferior. Sobre este plano se suceden exclusivamente los movimientos de rotación sobre un eje vertical o céfalo caudal (de la cabeza a la cola), como si fuera una flecha que nos atraviesa desde la cabeza hacia abajo.

Decimos que el glúteo mayor tiene buena mecánica para la rotación externa por el aumentado brazo de momento. En otras palabras, el músculo tiene una llave de mecánico bastante "larga" y ventajosa para mover la articulación, lo que genera un considerable brazo de momento entre sus fibras y la articulación. Si bien la coplanaridad de sus fibras inferiores no es la mejor (debido a que se en-

cuentran muy verticalizadas), las superiores y superficiales tienen una mejor disposición con este plano.

La mayor parte de las fibras responsables de la rotación externa se encuentran por detrás y de medial a lateral al eje. Por eso, en la medida en que las fibras posean una disposición más horizontal tendrán una mejor mecánica para este accionar.

Pero a medida que aumenta la flexión de cadera las fibras que originalmente eran rotadoras comienzan a perder mecánica para la rotación externa porque cambia su posición relativa con respecto al eje y la articulación e, incluso, pueden convertirse en rotadoras internas (pero con poca mecánica y potencia para este accionar). Punto importante a tener en cuenta a la hora de prescribir un ejercicio o agregar, como ejemplo, una banda elástica para enfatizar una acción que no estará sucediendo en esta posición de flexión.

Si bien de manera analítica decimos que el glúteo puede ser responsable de la rotación externa de la cadera, no podemos dejar de mencionar que el cuerpo no funciona de manera aislada y este músculo es asistido también por: piramidal, obturador externo e interno, cuadrado femoral, pectíneo, fibras posteriores del glúteo menor y medio.

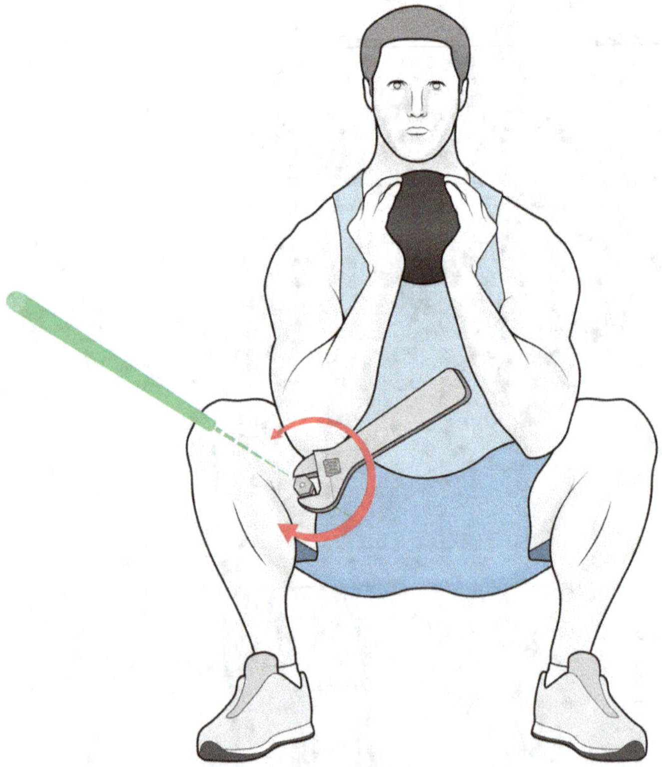

Figura 1.16

El eje que atraviesa al fémur sobre donde se producirán las rotaciones. No confundirlo con un eje anteroposterior en posturas que no sean la básica anatómica.

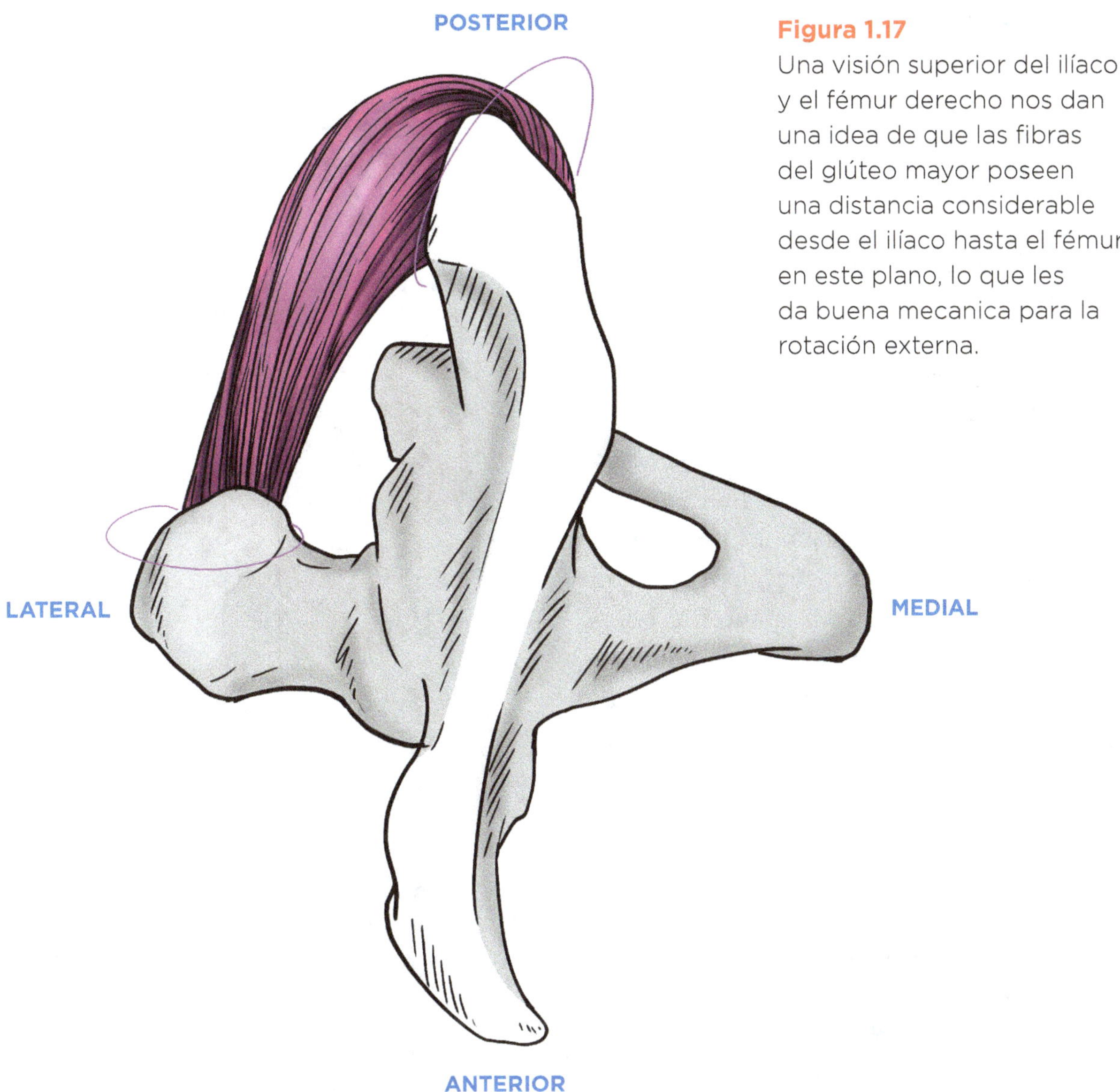

Figura 1.17
Una visión superior del ilíaco y el fémur derecho nos dan una idea de que las fibras del glúteo mayor poseen una distancia considerable desde el ilíaco hasta el fémur en este plano, lo que les da buena mecanica para la rotación externa.

INVERSIÓN DE ACCIONES

Entre los 45° a los 90° de flexión de cadera las fibras más inferiores del glúteo mayor pierden un poco de potencia para producir rotación externa. Las fibras medias la pierden totalmente y las fibras superiores terminan invirtiendo su acción a la rotación interna.

Las fibras del glúteo medio se invierten a rotación interna entre los 45° y los 90°.

En posiciones de flexión, la abducción horizontal de la cadera **no la hace el glúteo medio sino las fibras inferiores del glúteo y los pelvitrocantéricos** (el piramidal invierte su acción y todos los demás se reducen, pero aún conservan su accionar de rotadores externos) (*Resistance Institute*).

LOS 3 GLÚTEOS

Cuando decimos "los glúteos" estamos hablando tanto del **glúteo mayor** como del **glúteo medio** y el **glúteo menor**. Para esta obra, y por cuestiones prácticas, nos referiremos como "glúteo" al glúteo mayor, dejando la descripción específica de medio y menor cuando corresponda. El grupo glúteo funciona similar al grupo deltoides en el hombro. Este cubre tanto la parte anterior como media y posterior de la articulación, permitiendo así la mayor parte de los movimientos posibles. La posterior está principalmente cubierta por el glúteo mayor, la media por el glúteo medio y menor y la anterior por el glúteo menor. Igualmente, las fibras más anteriores o más posteriores de cada músculo tambien abarcarán un poco más cada zona.

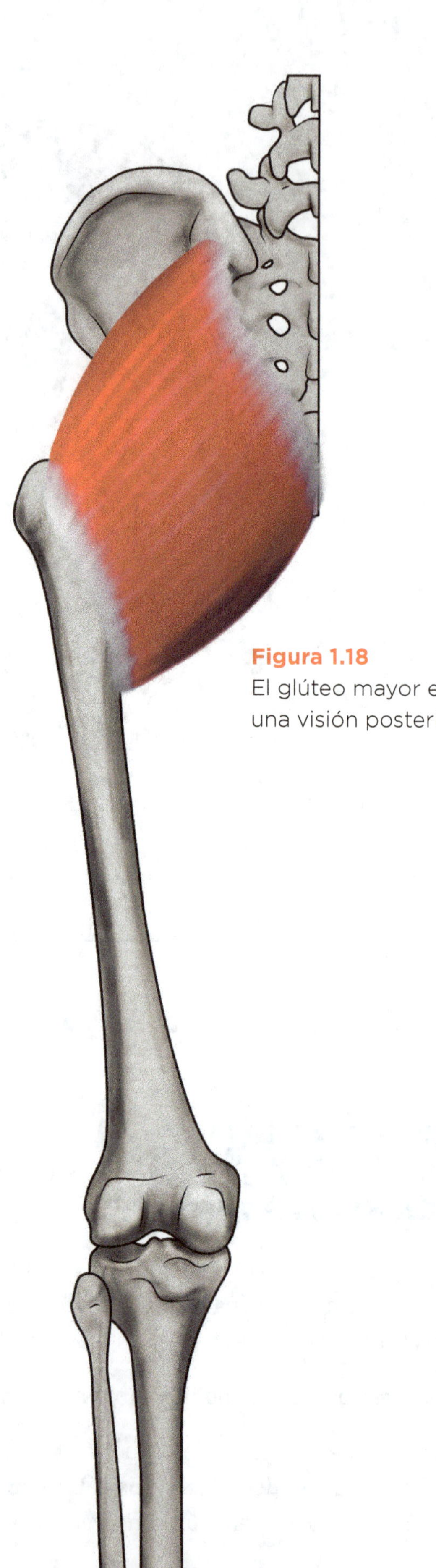

Figura 1.18
El glúteo mayor en una visión posterior.

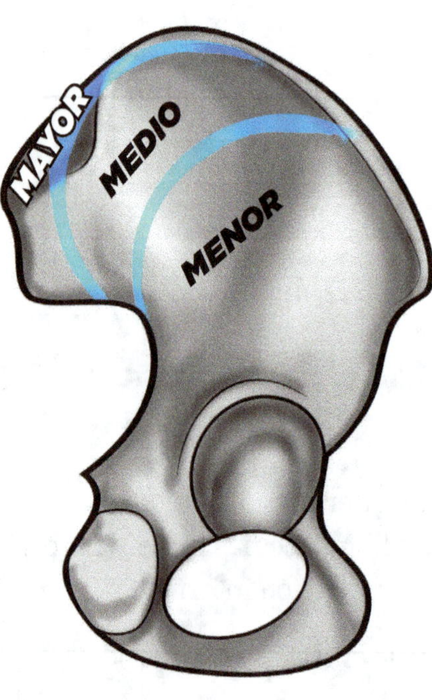

Figura 1.19
Zonas de inserción de cada glúteo en el ilíaco.

EL GLÚTEO MENOR

El glúteo menor se inserta en toda la parte de la fosa ilíaca externa, en la zona delimitada por debajo y por delante de la línea semicircular anterior hasta el canal óseo donde se encuentra el tendón reflejo del recto anterior. A estas las llamamos inserciones proximales. Desde allí converge al borde anterior del trocanter mayor, a la que definimos como inserción distal.

Su accionar principal es la flexión, la rotación interna y la abducción pero, dependiendo la ubicación de sus fibras, es un músculo que puede asistir a prácticamente todas las otras acciones, pero con menor potencia.

EL GLÚTEO MEDIO

El glúteo medio se inserta en toda la parte de la fosa ilíaca externa entre las dos líneas semicirculares. Desde allí converge hacia la cara externa del trocánter mayor. Se encuentra cubierto por la aponeurosis glútea y por el glúteo mayor. Podemos dividirlo en tres tipos de fibras: anteriores, medias y posteriores.

Si analizamos las acciones del músculo por planos encontramos que:

- En el plano frontal, todas sus fibras son responsables de la abducción de la cadera.
- En el plano transverso, sus fibras más anteriores pueden producir rotación interna, y sus fibras más posteriores rotación externa desde la posición anatómica.
- En el plano sagital las fibras más anteriores producen flexión y las más posteriores extensión.
- Además estabiliza lateralmente a la pelvis.

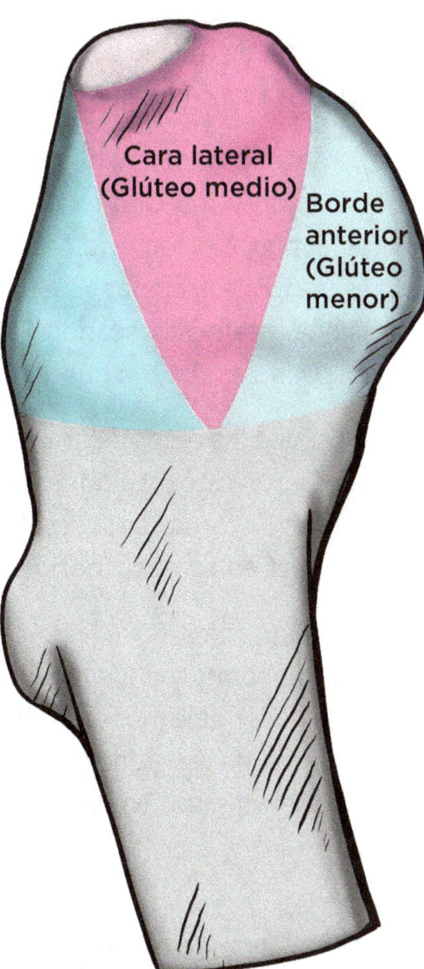

Figura 1.20

Visión lateral de los bordes anterior, posterior y superior del trocánter mayor y cara lateral, con las inserciones en cada parte.

Los análisis del movimiento producidos por un músculo suelen hacerse desde la posición anatómica. Pero ten cuidado, ya que el cambio de posición de la articulación también puede cambiar su función. Así, el cambio de la posición de la cadera hace que cambie la relación de las fibras musculares con los distintos ejes de rotación. Por ejemplo, con la cadera flexionada a 90° las fibras del glúteo medio se disponen de tal manera que todas se convierten en rotadoras internas. Así, toda posición a 90° convierte a las fibras que originalmente eran rotadoras externas del glúteo medio en rotadoras internas, siendo esta una función totalmente opuesta a la que originalmente uno se podría haber propuesto cuando diseñó un ejercicio. Dato importante a tener en cuenta a la hora de dosificar, modificar o crear entrenamientos.

¿CÓMO LOCALIZAR Y ACTIVAR TUS GLÚTEOS?

No sirve de mucho conocer a la perfección las inserciones, acciones y dimensiones de una estructura si no podemos ubicarla y sentirla realmente sobre nuestro cuerpo o el de otra persona.

Establecimos que el glúteo mayor podía generar varios movimientos: extensión, abducción, aducción y rotación externa (principalmente). Así que trataremos primariamente de sentir este músculo con estas acciones por separado. Una de las maneras más útiles para muchos es tratar de accionar este músculo frente a una resistencia aplicada en dirección contraria a la que estamos buscando. De esta manera, si buscamos generar extensión la resistencia será hacia la flexión, o si buscamos generar rotación externa esta será hacia la rotación interna.

En todos los casos dejaremos la rodilla en flexión para disminuir la asistencia de los isquiosurales en estos accionares y facilitar así la localización del músculo objetivo, que es el glúteo mayor. Recordando siempre que la aislación absoluta no es posible, ni deseable, pero que nos ayudará en este escenario de investigación.

Si bien gran parte de la población está al tanto de la ubicación del glúteo mayor, y de cómo estos colaboran con los movimientos, algunas personas necesitarán asistencia de una persona para poder ubicarlos analíticamente en un inicio. Podemos tener nuestro primer acercamiento usando una resistencia y tratar de sentir las fuerzas contra un objeto y palpándonos el glúteo para sentir su activación, o recostados en contra de las fuerzas aplicadas por otra persona.

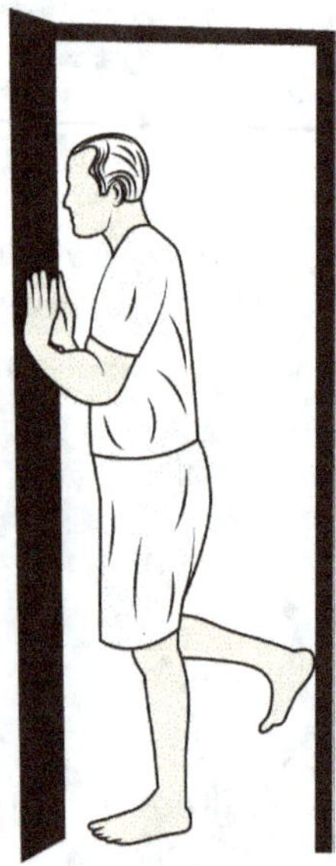

Figura 1.21

Extensión de cadera contra resistencia.

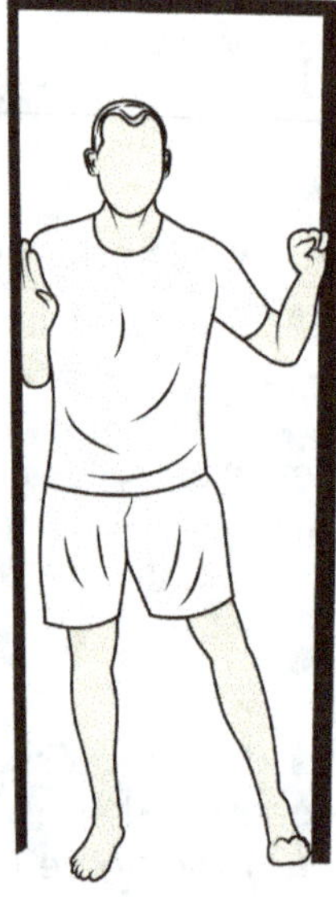

Figura 1.22

Abducción de cadera contra resistencia. Aquí sentiremos también al grupo abductor (glúteo medio, menor y TFL).

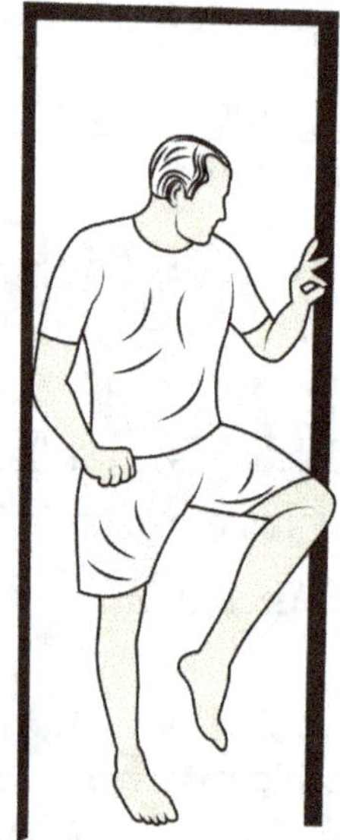

Figura 1.23

Rotación externa de cadera contra resistencia. Aquí sentiremos también a los pelvitrocantéricos.

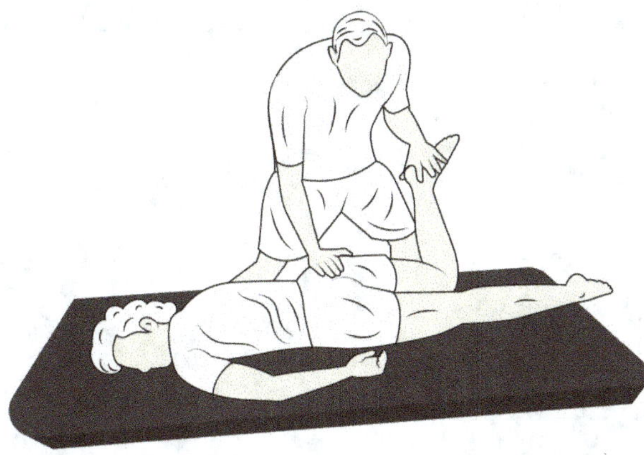

Figura 1.24

Recostado boca abajo, extensión de cadera contra resistencia manteniendo la rodilla en flexión.
Tratamos de empujar hacia arriba sin producir compensaciones en el tronco. Deberíamos sentir la activación del glúteo al tiempo que generamos un empuje hacia superior con el talón de nuestro pie.

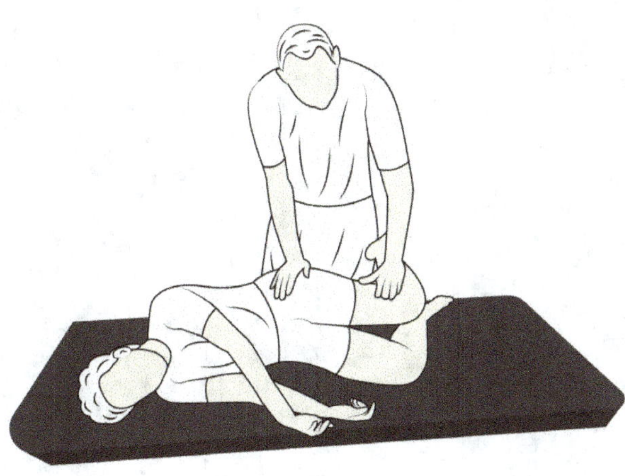

Figura 1.25

Abducción en decúbito lateral contra una resistencia con una rodilla en flexión. Tratamos de separar los muslos ante la resistencia de nuestro compañero. Intentamos no generar compensaciones con el tronco al tiempo que sentimos la activación en el glúteo, mientras empujamos con nuestra rodilla hacia arriba contra la resistencia del asistente.

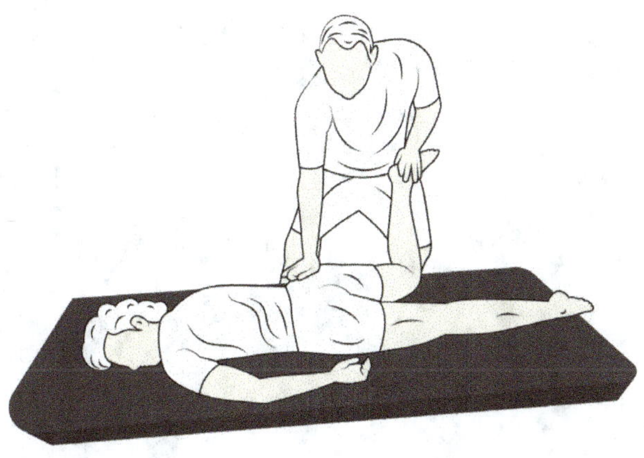

Figura 1.26

Rotación externa en prono contra resistencia con una rodilla en flexión. Nuestro compañero llevará nuestro miembro inferior con el pie en dirección hacia el lateral (rotación interna) e intentaremos resistir a este movimiento tratando de llevar el pie hacia la línea media con todo el miembro inferior en bloque y la rodilla a 90° para sentir la activación del músculo ante la rotación externa.

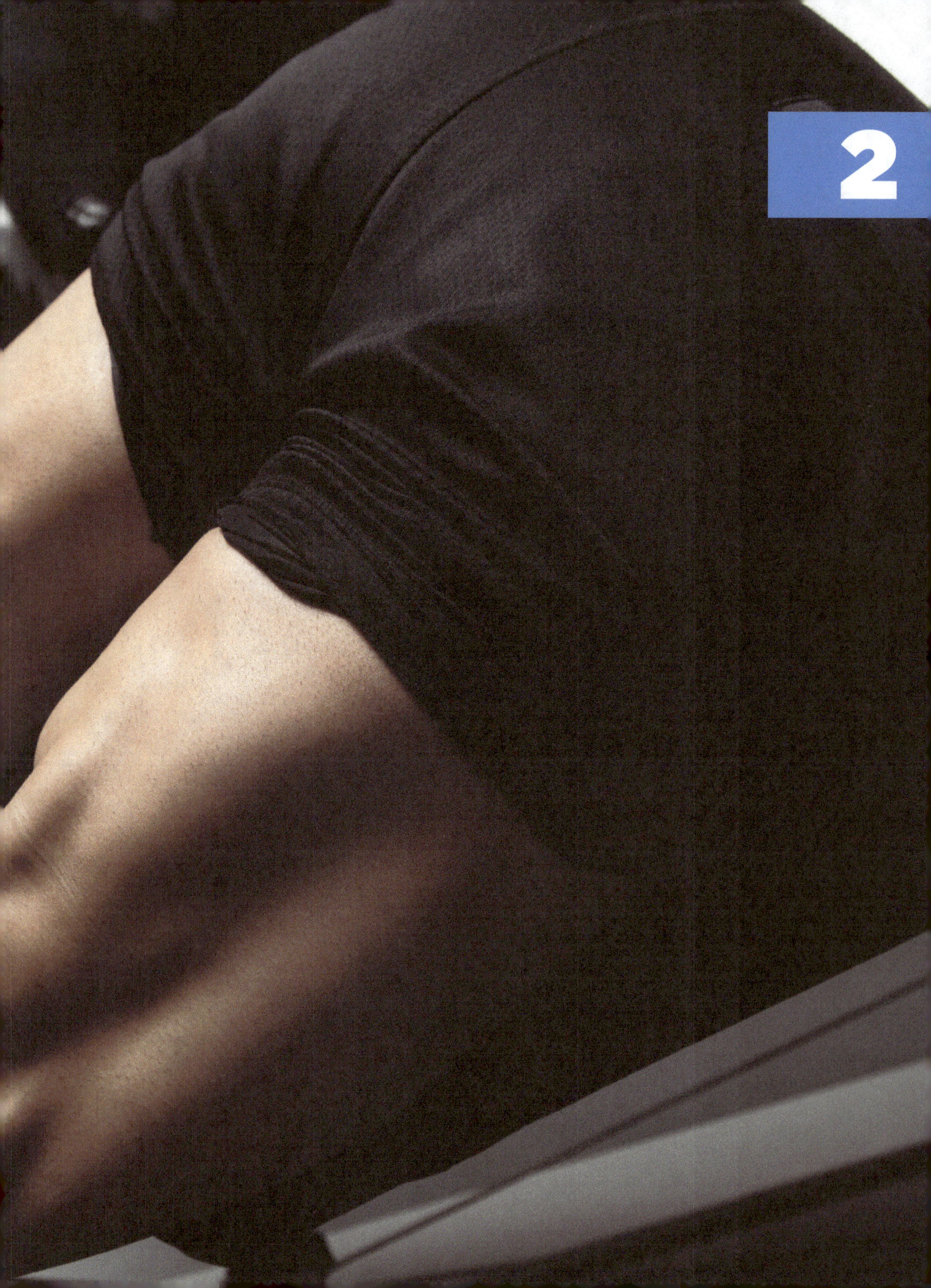
2

DE LO GENERAL A LO PARTICULAR

ANATOMÍA GENERAL

Ya establecimos la disposición de los glúteos en las regiones en general. Ahora vamos a seguir aumentando el zoom de nuestra lupa para, en la medida que avancen los capítulos, describir el glúteo con mayor definición. Veamos primero los huesos donde se encuentran las inserciones proximales del glúteo mayor:

1 Del hueso ilíaco (coxal) en su parte más posterior.

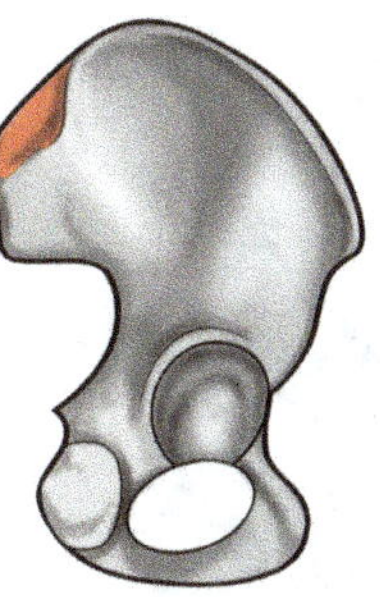

2 De las crestas (prominencias) del sacro y de las partes más laterales de este hueso y del cóccix.

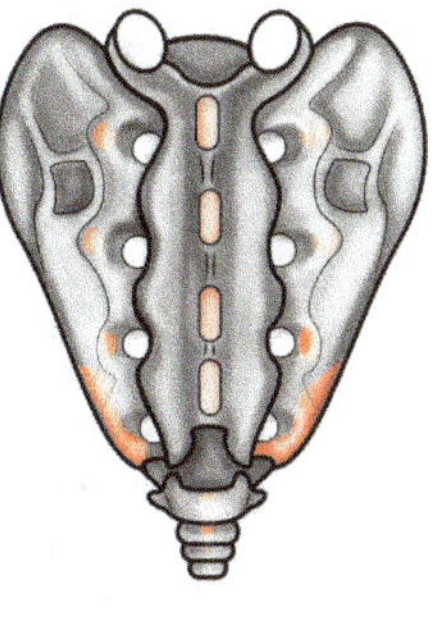

3 De la cara posterior del ligamento sacro ciático mayor (sacro tuberoso).

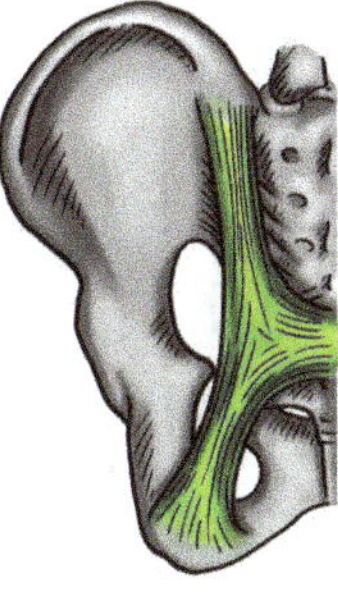

4 De la aponeurosis que recubre al glúteo medio.

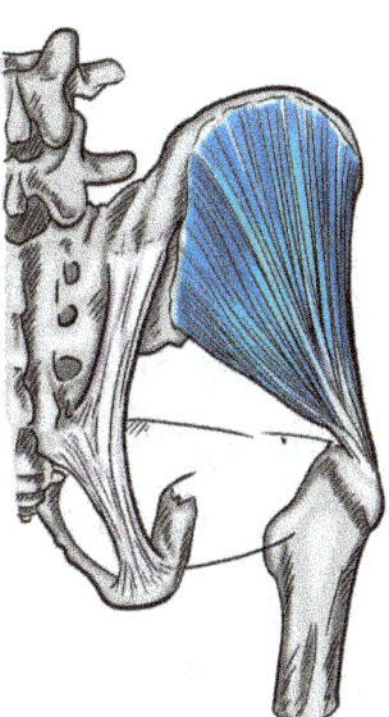

Desde allí las fibras del músculo convergen hacia:

La lámina tendinosa del tensor de la fascia lata.

La rama externa de la línea áspera (cresta del glúteo mayor).

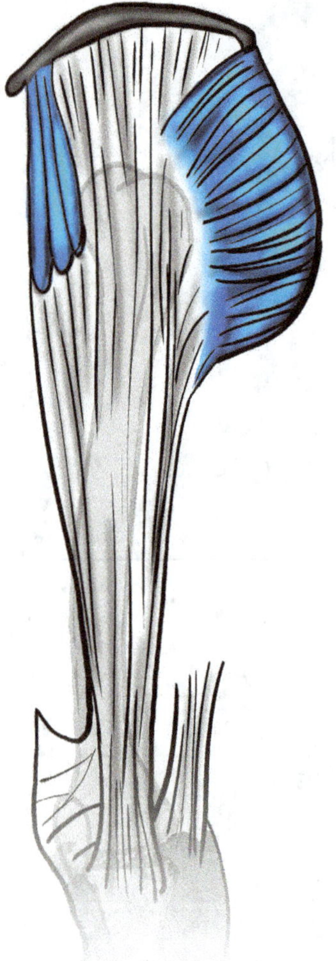

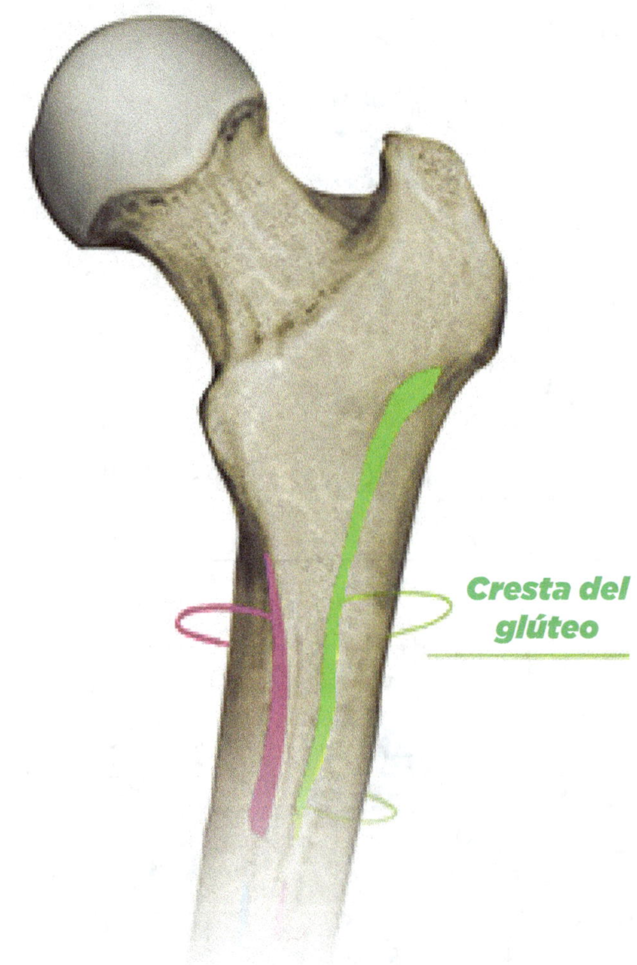

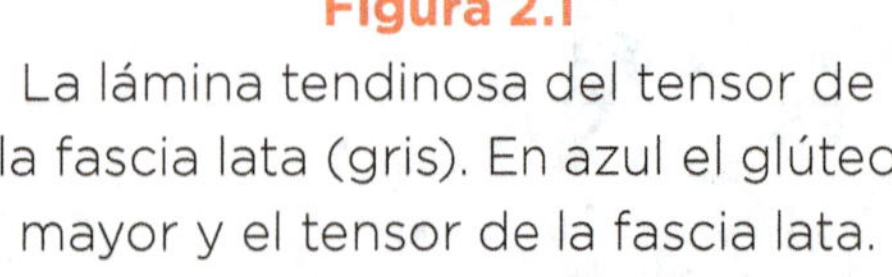

Figura 2.1

La lámina tendinosa del tensor de la fascia lata (gris). En azul el glúteo mayor y el tensor de la fascia lata.

Figura 2.2

En verde, a la derecha, la cresta del glúteo mayor en un fémur derecho en vista posterior.

EVALUACIONES FUNCIONALES

Encontraremos decenas de evaluaciones funcionales para evaluar el estado de este grupo muscular previo a la práctica. Si bien vas a poder encontrar más evaluaciones en otras bibliografías especializadas, preferí presentar aquellas de fácil aplicación y simple interpretación. Recomiendo ante cualquier situación (dolor, lesión, disfunción, etcétera) que exceda los conocimientos y el área de trabajo del entrenador, referirse a un especialista en el área de la salud.

Podemos comenzar con testeos sencillos y aislados, para luego pasar a otros más complejos y que integren todo el cuerpo.

1. RECOSTADO

Con la persona recostada boca abajo y con la rodilla del miembro inferior a evaluar flexionada a 90°. Con una mano se fijará la pelvis para evitar compensaciones en la columna cuando movilicemos el miembro inferior. Esa misma mano puede fijar la pelvis mientras con el dedo pulgar se censa el movimiento de la cadera desde el trocánter mayor.

Primero se puede censar pasivamente (sin la acción del evaluado) la cantidad de extensión de la cadera que es por valor normativo **entre unos 10° a 20° (sin compensación de la columna).**

Luego se puede chequear la actividad muscular activamente, realizando una contrafuerza ante el intento de extender la cadera del evaluado. Si la persona puede superar la resistencia que le ofrecemos, usando la extensión de la cadera, podemos inferir que presenta actividad básica muscular en el glúteo. Recordemos que la rodilla flexionada ayuda a aislar un poco más este músculo de la colaboración del grupo isquiosural.

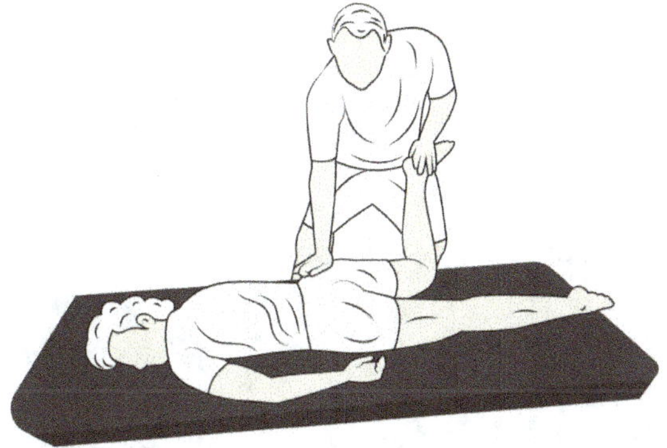

Figura 2.3

Extensión de cadera contra resistencia.

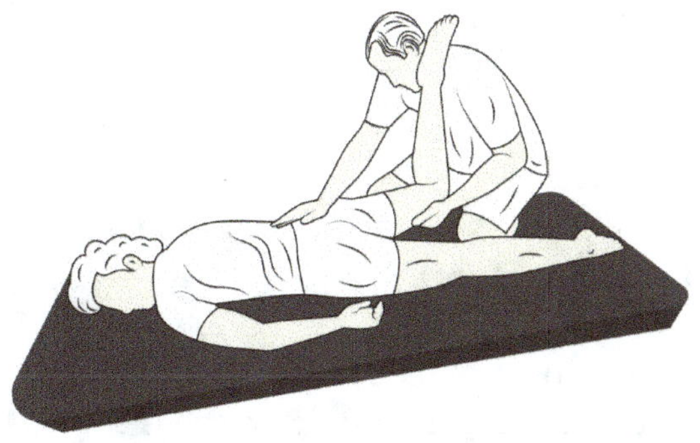

Figura 2.4

Extensión pasiva de la cadera.

Si no presenta actividad contra la resistencia se puede realizar el mismo testeo, pero sin ningún tipo de resistencia. Si la persona no logra extender la cadera contra la sola resistencia de la gravedad, esto podría estar hablando o bien de una poca activación del músculo extensor de la cadera (glúteo) o bien de una limitación en la movilidad que podrá rechequearse de manera pasiva tratando de llevar la cadera hacia la extensión con nuestro accionar externo.

Si no presenta actividad desde esa posición, se puede poner a la persona en posición lateral en descarga y probar nuevamente la extensión activa de la cadera. Si en esta posición de descarga no se presenta ningún movimiento ni activación quizás sea recomendable dirigirlo a un profesional competente en esta área, para evaluaciones más específicas.

Uno de los inconvenientes de estos testeos es que se hacen desde una posición acostado que poco tiene que ver con la posición del cuerpo en su accionar diario o deportivo, y muchas veces los apoyos en las camillas sirven de palancas para realizar las activaciones musculares. Igualmente serán útiles para cruzar información con otros testeos e información que obtengamos de la persona. Además, al ser testeos manuales están sujetos a la subjetividad del examinador teniendo a veces valor cuestionable (3), pero que podrían ser útiles igualmente para determinar la activación fuera de ambientes médicos y más cercanos a la practicidad del entrenamiento diario.

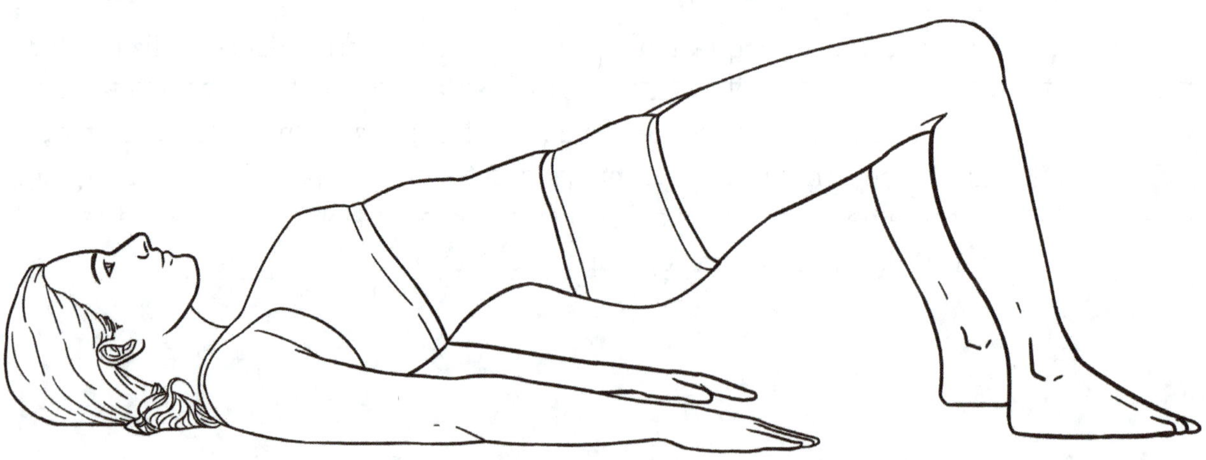

Figura 2.5
Extensión de cadera recostado sobre el suelo. Esta posición puede servir tanto de testeo como de ejercicio.
Una secuencia de disparo para la extensión de la cadera incluye al glúteo mayor como principal jextensor de la cadera. Cuando mencionamos al glúteo mayor, solo lo hacemos por una cuestión de practicidad, ya que las fibras extensoras del glúteo medio y menor también colaboran en esta acción. Los isquiosurales actúan como sinergistas o colaboradores en esta acción, en la medida que las rodillas se encuentren más extendidas.

2. PUENTE

El anterior era un testeo en cadena abierta; podemos hacer un testeo similar en cadena cerrada. Con la persona recostada sobre su espalda y con las rodillas en flexión para disminuir el accionar de los isquiosurales, le pediremos que extienda las caderas con ambos pies apoyados al tiempo que procure no presentar compensaciones en la posición de la columna lumbar.

Mediante la palpación también podremos comprobar si el principal grupo responsable de la extensión de la cadera es el glúteo o ha sido sustituido por otro grupo en ese accionar (como por ejemplo los isquiosurales), lo que hablaría de una secuencia de activación muscular alterada. También, la repetición de un accionar nos permitirá entender que el músculo que tienda a fatigarse primero podría ser el más activo durante el ejercicio (4). Ante una secuencia de activación alterada trataremos de recuperar esta secuencia de activación previa y principal del glúteo antes que los isquiosurales. Con esto no estamos diciendo que la activación de los isquiosurales es incorrecta, pero en esta posición la ausencia o tardanza en la activación del glúteo podría ser problemática.

El puente también puede realizarse a una sola pierna, lo que como ejercicio asimétrico necesitará de los estabilizadores laterales, en este caso el resto del grupo glúteo y los pelvitrocantéricos.

La secuencia de activación aplica a otros movimientos también, como la abducción, en donde el glúteo medio debería ser uno de los principales abductores de la cadera.

3. EVALUACIONES SOBRE MOVIMIENTOS COMPUESTOS

El movimiento también debería evaluarse durante patrones y movimientos fundamentales como la sentadilla, la bisagra de cadera, saltos, caídas y cambios de dirección para tener un idea recabada de la actividad de este músculo en el desempeño de la persona (4).

Se suele simplificar algún problema en estos testeos adjudicando la causa a una inactividad del glúteo o una súper actividad de su antagonista, el psoas ilíaco. El caprichoso término "amnesia glútea" no habla de una inactivación absoluta del glúteo, solo determina que un dolor o una alteración en la actividad de este músculo puede de alguna manera hacer que el cerebro disminuya su activación neural hacia el mismo; esto no hablaría solo de un problema local sino más global.

Para recuperar las posibilidades de estos músculos mediante un abordaje completo, sería buena idea: primero recuperar la estabilidad lumbopélvica y los balances musculares, pasar entonces a fortalecer el músculo en sí, y luego integrarlo a diferentes patrones motores. Recién entonces, buscar reintegrarlo al entrenamiento.

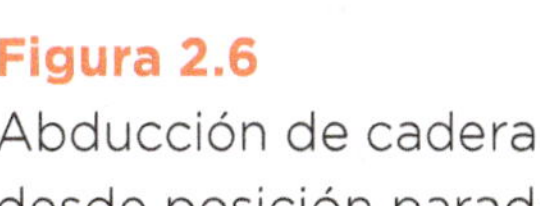

Figura 2.6
Abducción de cadera
desde posición parado.

EJERCICIOS: DE LO SIMPLE A LO COMPUESTO

Existe una amplia gama de ejercicios para los glúteos. Si bien podemos catalogarlos alfabéticamente como en una enciclopedia, considero más útil clasificarlos por la función o beneficio que nos pueda dar cada uno. Podemos encontrar ejercicios aislados, o que busquen integrar al resto del cuerpo, en cadena abierta o cerrada, que generen fuerza horizontal o vertical, simétricos o asimétricos, etcétera.

EJERCICIOS AISLADOS Y COMPUESTOS

La aislación tendrá ventajas y desventajas, lo mismo que la integración de todo el cuerpo, pudiendo ser ambas igualmente productivas para la hipertrofia si ese es nuestro objetivo.

EN CADENA ABIERTA O CERRADA

Definiremos a la **cadena cerrada** como la acción realizada con una extremidad, en una situación en la que el último elemento de la cadena ósea se encuentre fijo. Un ejemplo muy claro es una dominada en el que las manos se encuentran fijas mientras acercamos hacia ellas todo el sistema corporal.

Las cadenas cerradas también se presentan (según el autor) cuando tenemos que vencer una **gran** resistencia que impide la libertad total de este movimiento. Por ejemplo, si estuviéramos empujando un gran peso por encima nuestro, con los miembros superiores, algunos lo considerarían como una cadena "semi" cerrada e incluso "semi" abierta.

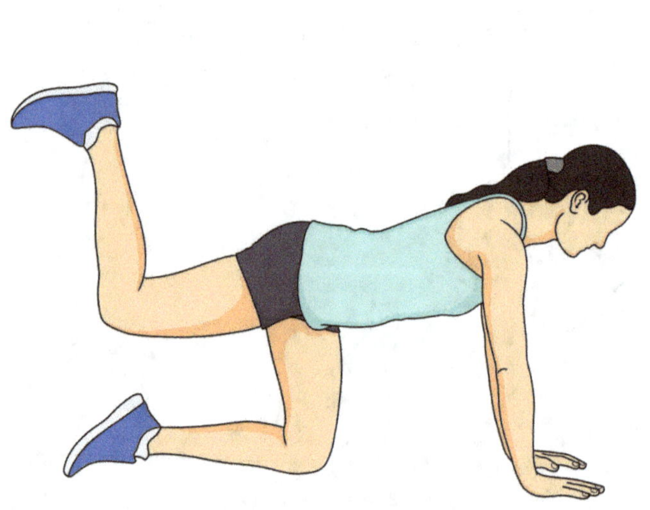

Figura 2.7
AISLADO: solo se presenta
la extensión de cadera.

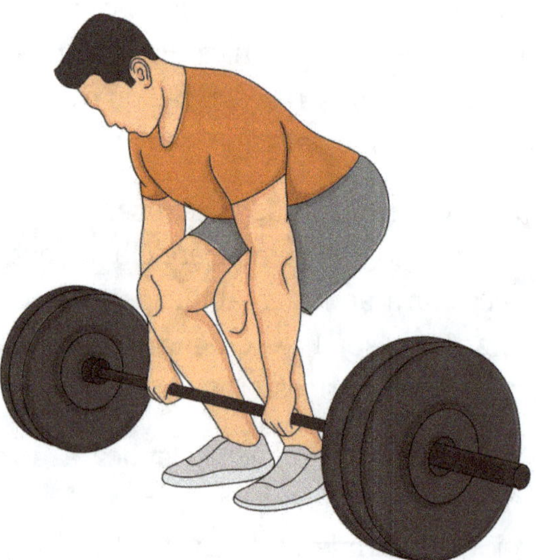

Figura 2.8
COMPUESTO: se presenta actividad en
la cadera, rodilla, tobillos y hombros.

Definiremos a la **cadena abierta** como la acción realizada con una extremidad, en una situación en la que el último elemento de la cadena ósea se encuentre libre y el segmento distal se pueda mover libremente.

La elección del tipo de cadena nos pemitirá usar diferentes tipos de estabilizaciones, crear máximas fuerzas mientras el músculo es acortado o estirado, trabajar con máquinas o pesos libres, o mayor o menor rango de recorrido.

SIMÉTRICOS Y ASIMÉTRICOS

Los ejercicios simétricos suelen presentar un déficit en relación con los asimétricos. Esto siginifica que la fuerza que podemos realizar con dos extremidades al mismo tiempo es menor en proporción a la que podemos realizar con una sola (19). Los ejercicios asimétricos además requieren mayor coordinación y estabilización.

CON EL PESO CORPORAL, CON RESISTENCIAS LIBRES Y CON MÁQUINAS Y APARATOS

Tendremos mucha variedad de elementos a la hora de trabajar los glúteos, pero en todos ellos necesitaremos algún tipo de resistencia: desde el propio peso corporal (que será limitado), con pesos externos en formas de mancuernas, kettlebells y barras; con máquinas, con poleas y con implementos, como bandas elásticas y pesos adosados.

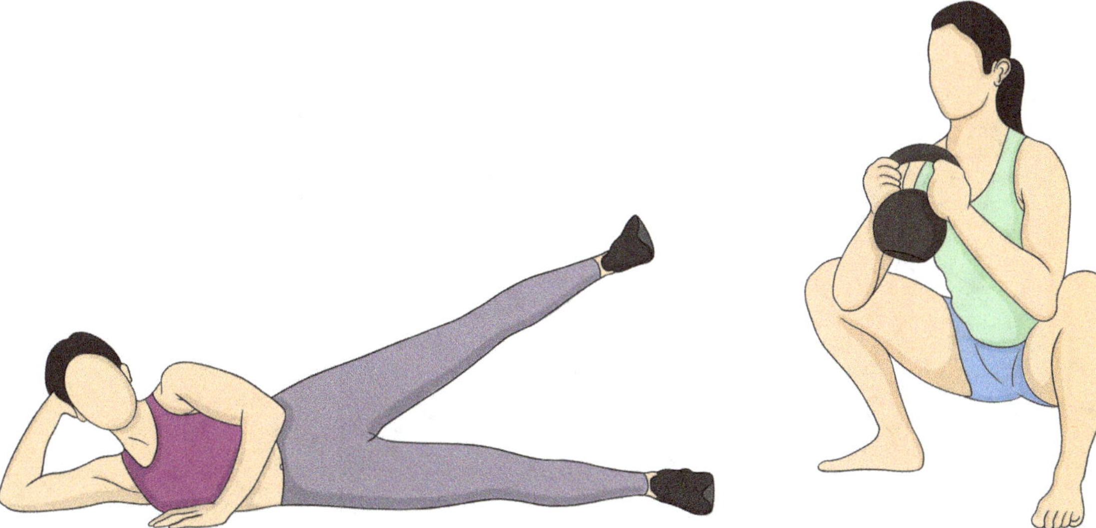

Figura 2.9
CADENA ABIERTA: la última pieza ósea (pie) se encuentra con movimiento libre.

Figura 2.10
CADENA CERRADA: la última pieza ósea (pie) se encuentra fija.

REGRESIONES Y PROGRESIONES

Regresión es relativo a "volver hacia atrás". Lo entendemos como todos aquellos ejercicios que realizaremos previos a uno matriz o que **facilitarán** su ejecución. Por ejemplo, si un hip thrust es el ejercicio matriz, su regresión podría ser un empuje de cadera en el suelo, o una extensión de cadera arrodillado con bandas elásticas, entendiendo que en una regresión estaremos tratando de **facilitar** el acceso al ejercicio matriz.

Progresión es relativo al "avance" o a "proseguir algo". Por eso lo entendemos como todos aquellos ejercicios que prosiguen o **complejizan** un ejercicio modelo o estándar. Por ejemplo, una dominada es un ejercicio matriz y su progresión en dificultad sería diseñar una serie de ejercicios para llegar a realizar una dominada con una mano. Progresión y/o regresión son terminos relativos que dependen que este uno analizando.

Variantes son todas las versiones diferentes de un mismo ejercicio matriz o de sus progresiones y regresiones. Generalmente se presenta un cambio de plano, de dirección o de apoyos, pero aún puede reconocerse la forma del ejercicio original dentro de la modificación.

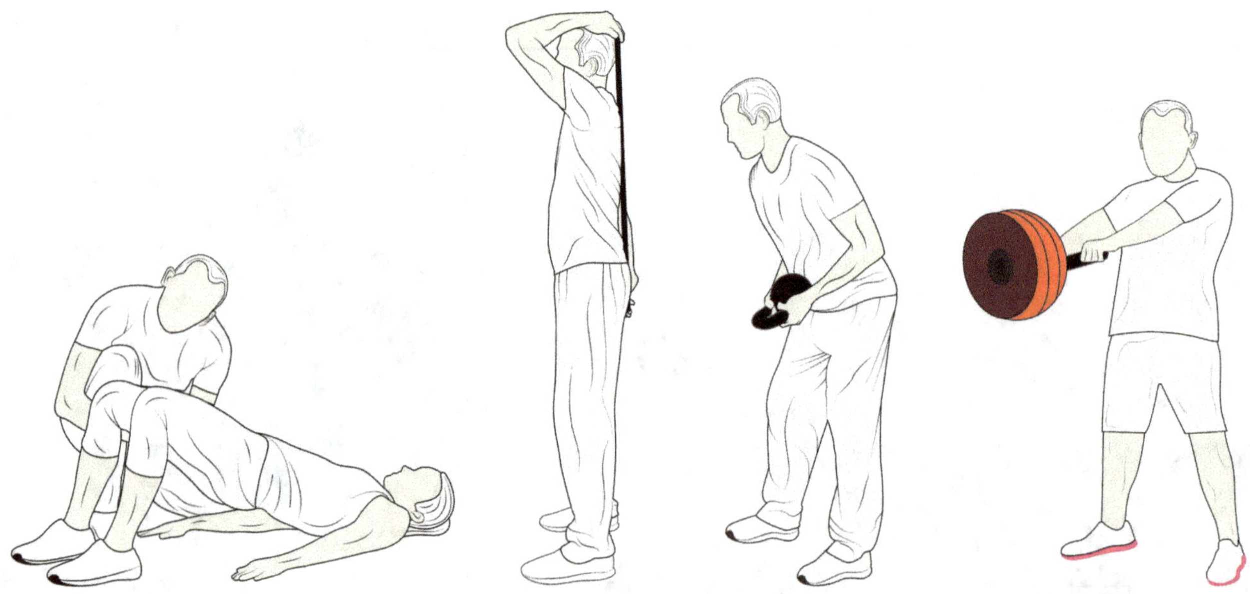

Figura 2.11
Una regresión progresiva esquematizada para llegar a ejecutar un swing.

DE LOS MONOARTICULARES A LOS MULTIARTICULARES

Comenzaremos a clasificar los ejercicios para los glúteos desde los mono articulares (que el músculo atraviesa y tiene acción sobre una sola articulación) hacia los biarticulares y multiarticulares o compuestos (el/los músculos responsables del movimiento atraviesan 2 o más articulaciones). Estos últimos, muchas veces serán difíciles de categorizar y diferenciar por la naturaleza compuesta de acciones. Ante todo, tenemos que entender que esta organización es puramente **analítica** y tiene que ver con un orden de progresión. Esto no implica que existan mejores o peores ejercicios. Simplemente es una manera de ordenarlos.

Así, y solo dependiendo de los objetivos de las personas, existirán ejercicios más **ventajosos** para cumplir determinada función y otros **menos ventajosos**.

EJERCICIOS QUE BUSCAN AISLAR UNA ARTICULACIÓN O UN MÚSCULO:

- Permitirán menor carga relativa a desplazar.
- Pueden ser más fáciles de aprender.
- Permiten el trabajo aislado y localizado de fuerza y resistencia.
- Permiten aislar y concentrarse en un solo músculo.
- Pueden ser útiles para producir hipertrofia.
- Se pueden usar para trabajar luego de una lesión (4).
- Los puntos débiles de este tipo de ejercicios son la falta de especificidad y la poca transferencia a movimientos funcionales o compuestos.

EJERCICIOS QUE BUSCAN INTEGRAR MÁS ARTICULACIONES Y GRUPOS MUSCULARES:

- Permitirán una mayor magnitud de peso para ser levantado.
- Integrarán más músculos en un mismo ejercicio.
- Debido a una mayor complejidad coordinativa, son más difíciles de aprender.
- Pueden ser útiles para producir hipertrofia.
- Requieren el uso agregado de los estabilizadores.
- Permiten más carga y reducen el estrés aislado en una articulación (12).
- Tienen una buena transferencia y especificidad hacia movimientos más funcionales y compuestos.

EXTENSIÓN DE CADERA CON PATADA HACIA ATRÁS

Tipo: Monoarticular.

Movimiento: Extensión y flexión de cadera (describimos ambas fases).

Grupo muscular objetivo: Glúteo mayor, grupo glúteo y estabilizadores del tronco.

Función/objetivo: Aislación de la extensión de cadera en cadena abierta. Corrección de desbalances y asimetrías. Entrada en calor del grupo muscular objetivo. Ejercicio que permite un gran volumen de repeticiones.

Cómo hacerlo: En posición de cuatro apoyos y procurando mantener las manos debajo de los hombros y las rodillas debajo de la caderas. Con la rodilla flexionada realizaremos extensión de cadera con la elevación espacial del miembro inferior. Es importante no alterar la posición de la columna lumbar durante la ejecución del ejercicio ni acentuar la extensión lumbar. Trataremos de alcanzar la mayor extensión de cadera posible y la mayor contracción activa del glúteo mientras esta no altere el resto de la posición del cuerpo.

Cuidados: No alterar la posición fisiológica de la columna por el impulso de la elevación del miembro inferior.

Se puede generar más resistencia con: Bandas elasticas, mancuernas adaptadas y pesos en los tobillos.

Series y repeticiones sugeridos (permite muchas): 3 series de 20 a 30 repeticiones. O 3 series de repeticiones efectivas o cercanas al fallo.

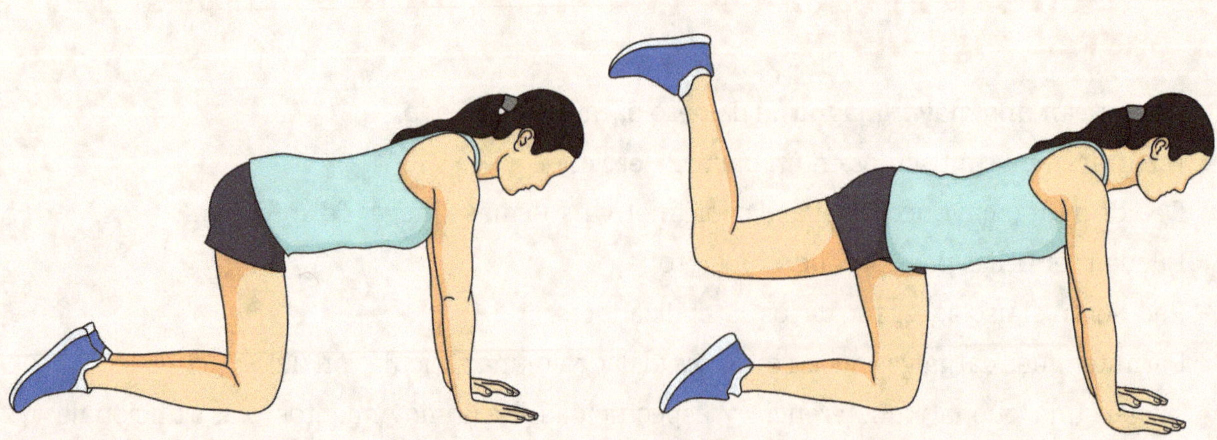

Figura 2.12
Extensión de cadera con patada hacia atrás y arriba.

EXTENSIÓN DE CADERA CON PUENTE DE GLÚTEOS

Tipo: Biarticular (poco en rodilla).

Movimiento: Extensión y flexión de cadera.

Grupo muscular objetivo: Glúteo mayor. Tambien el grupo glúteo, isquiosurales, cuádriceps y estabilizadores del tronco.

Función/objetivo: Aislación de la extensión de cadera en cadena cerrada con una participación mínima de la rodilla (menor que en el hip thrust). Corrección de desbalances y asimetrías en su versión unilateral. Entrada en calor del grupo muscular objetivo. Ejercicio que permite un gran volumen de repeticiones.

Cómo hacerlo: De espalda al suelo apoyados sobre la zona dorsal alta y con los pies a una distancia que las tibias queden lo mas perpendiculares al suelo en el momento de la extensión de caderas. Las manos a los costados. En el movimiento de extensión de cadera buscamos que las rodillas queden en una línea con las caderas y los hombros.

Cuidados: No alterar la posición fisiológica de la columna llevándola a una extensión acentuada.

Se puede generar más resistencia con: Bandas, una mancuerna o una barra apoyada en la pelvis.

Series y repeticiones sugeridos: Entre 20 y 40 repeticiones, dependiendo su versión.

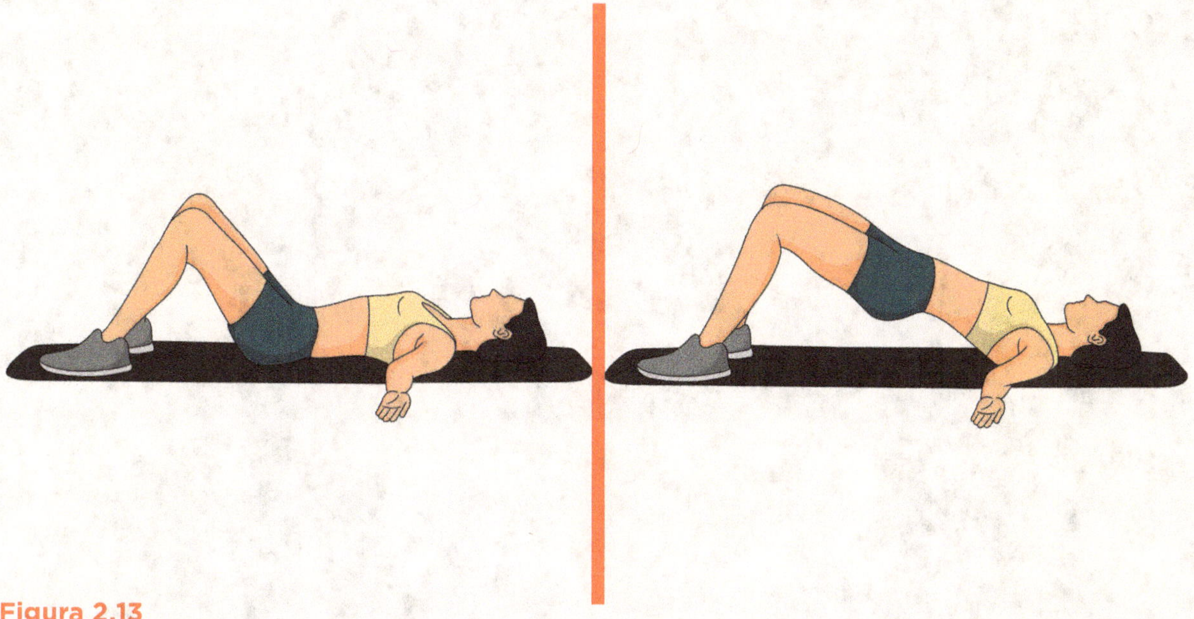

Figura 2.13
Extensión de cadera recostado sobre el suelo. Si bien la rodilla y el tobillo se encuentran un poco implicados, es un movimiento principal de cadera.

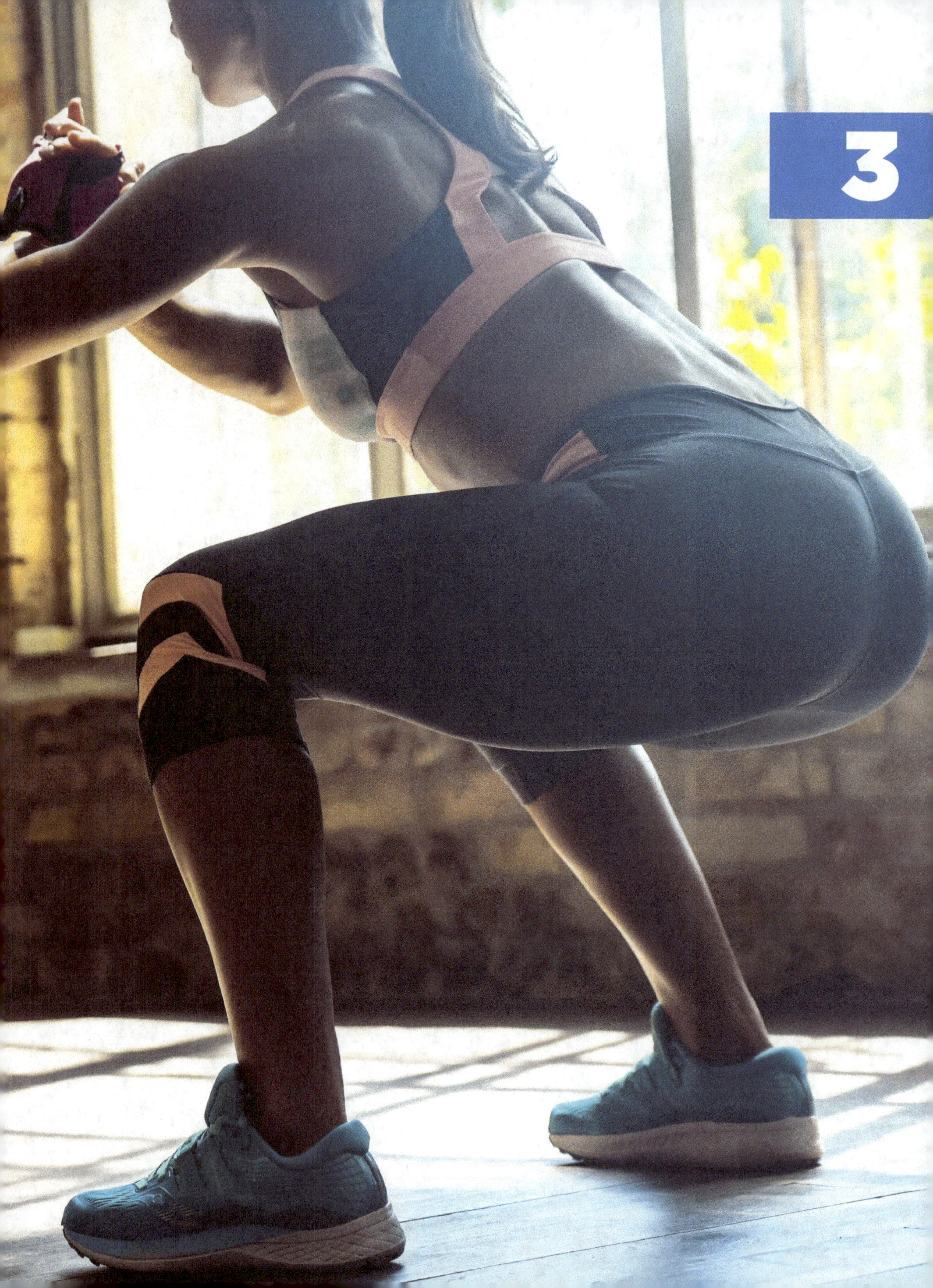

3

DEFINIENDO estructuras y entrenamientos

ANATOMÍA PRECISA

Ha llegado la hora de enfrentar las inserciones precisas de este músculo. En cuestiones prácticas como en el entrenamiento esto no es imprescindible, pero sí lo es para conocer el músculo con sus inserciones precisas definidas y mejorar nuestro conocimiento anatómico.

Como hemos visto, el glúteo mayor parte desde muchos huesos y se encuentra en diferentes zonas de estos. Pasemos ahora a una descripción más precisa. Las inserciones proximales del glúteo mayor parten:

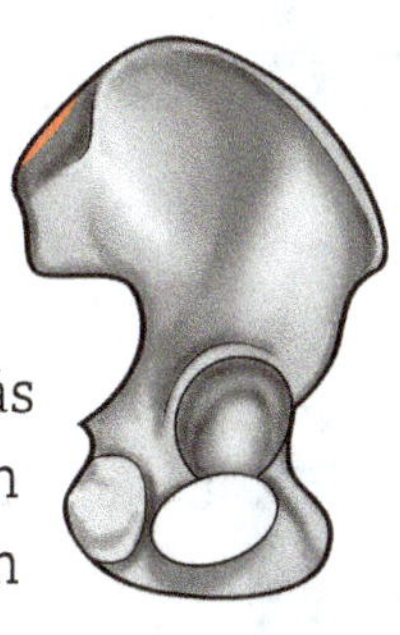

1 **Del cuarto posterior de la cresta ilíaca en su labio externo:** si dividimos la cresta ilíaca en cuatro partes iguales, las inserciones del glúteo se encontrarán en el cuarto posterior de esta división, más específicamente en su labio externo (la cresta se divide en un labio interno, un intersticio –espacio entre labios– y un labio externo).

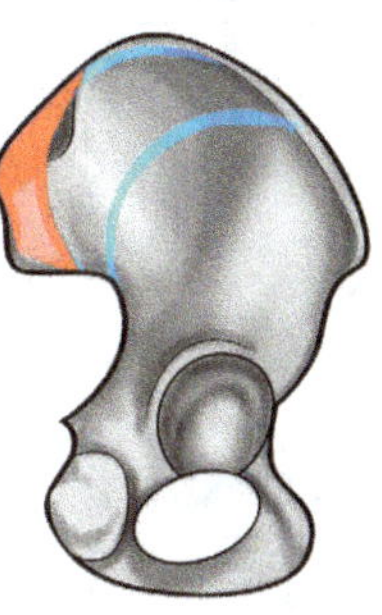

2 **De la línea semicircular posterior y de la superficie ósea detrás de esta:** en la cara externa del ilíaco nos encontramos con dos líneas semicirculares notables a la vista. El glúteo mayor está en relación con la línea semicircular que se encuentra a posterior.

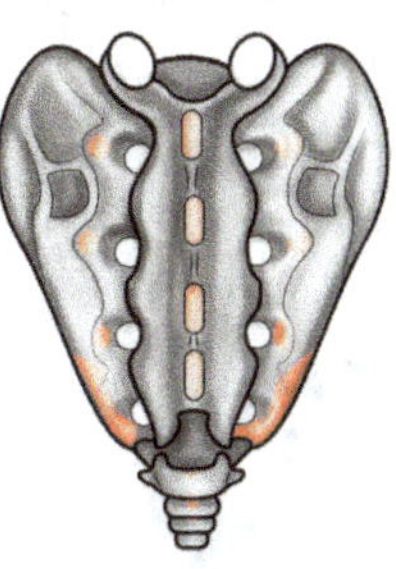

3 **De la cresta sacra media:** si observamos al sacro, notaremos que posee unas prominencias óseas (como tubérculos) relativas a las apófisis espinosas de las vértebras, posicionadas en la línea media de este hueso donde el glúteo mayor se inserta a través de la fascia toracolumbar.

4 **De la fascia toracolumbar:** es un tipo de tejido fibroso de color blanquecino que se extiende sobre el dorso del tronco y envuelve varias estructuras. Tiene inserciones en estructuras óseas como las apófisis espinosas de las vértebras lumbares, torácicas y las espinas ilíacas posterosuperiores, uniéndolas de esta manera mediante los músculos transverso abdominal, oblicuo interno y el dorsal ancho.

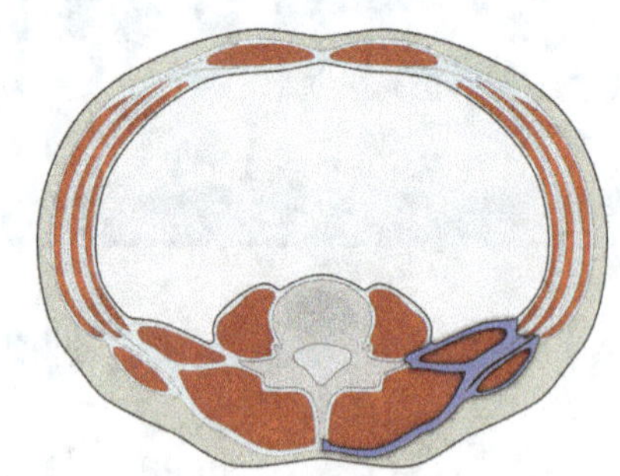

5 **De los tubérculos sacros posteriores externos:** estos tubérculos están situados lateralmente a los agujeros posteriores del sacro.

6 **De los bordes laterales del sacro y el cóccix:** O sea, en la región más lateral de estos huesos, un poco por dentro del ligamento sacro ciático mayor.

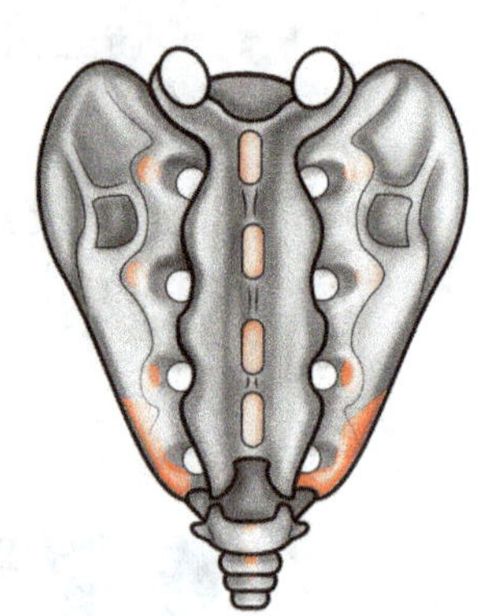

7 **De la cara posterior del ligamento sacro ciático mayor (también conocido como ligamento sacro tuberoso):** es un gran ligamento que se inserta desde el ilíaco, el sacro y el coxis hacia la tuberosidad del isquión. Es un punto de conexión importante entre los isquiosurales y la musculatura espinal.

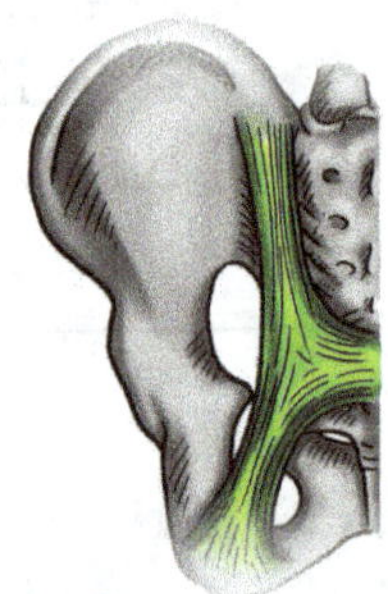

8 **De la parte posterior de la aponeurosis que recubre el glúteo medio:** recordemos que el glúteo medio se encontraba cubierto por una aponeurosis que, en este caso, el glúteo mayor usa como superficie de inserción.

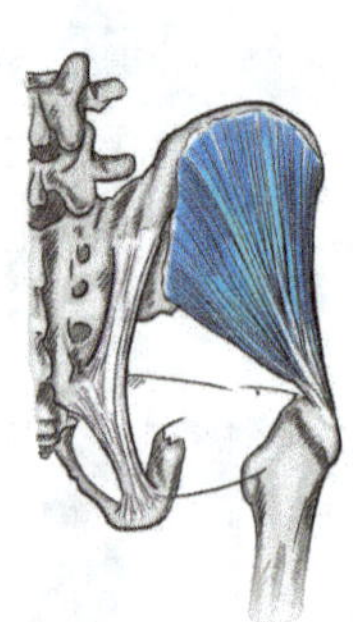

9 **Del ligamento sacro ilíaco posterior:** estructura que mediante sus planos ligamentosos une el sacro con el ilíaco.

LOS ACCIDENTES ÓSEOS

Los accidentes óseos (prominencias, líneas, tubérculos) nos ayudan a encontrar y entender las disposición de las estructuras. Es recomendable conocer estas estructuras para entender mejor las zonas de anclaje de los músculos y tendones.

La cresta ilíaca es el borde superior del ilíaco. Está dispuesta de posterior a anterior y de lateral a medial. En su borde encontramos un "labio" interno (rosa) donde se inserta el transverso, un labio externo (verde) donde se inserta el oblicuo mayor y el glúteo mayor, y un intersticio (espacio entre los dos labios en amarillo) donde se inserta el oblicuo interno.

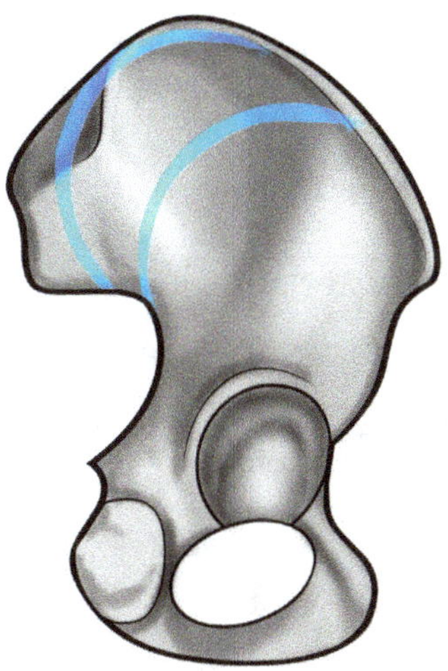

Figura 3.2
Las líneas semicirculares anterior y posterior.

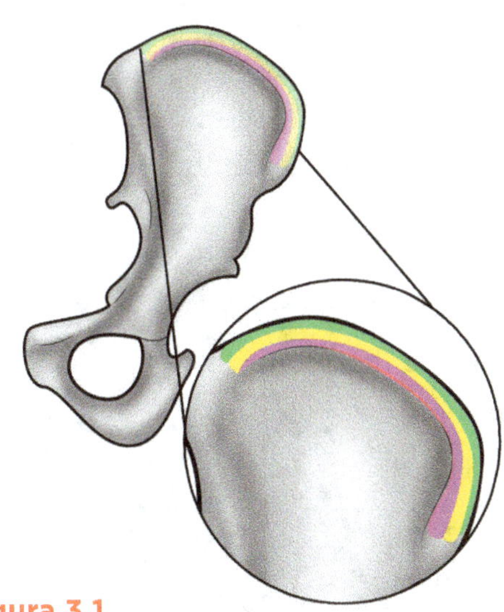

Figura 3.1
La cresta ilíaca: labio externo en verde, intersticio en amarillo y labio interno en rosa.

Las líneas semicirculares son dos marcas óseas que se disponen en la cara lateral de los ilíacos. La anterior parte cercana al ángulo antero superior del ilíaco hasta la escotadura ciática mayor. La posterior desde el borde superior del hueso hasta el borde superior de la escotadura ciática mayor.

La línea áspera es el borde posterior del fémur. Está dividida en un labio medial y otro lateral y en la medida que se eleva se divide en 3. En la más lateral de estas 3 ramas es donde tiene inserción el glúteo mayor.

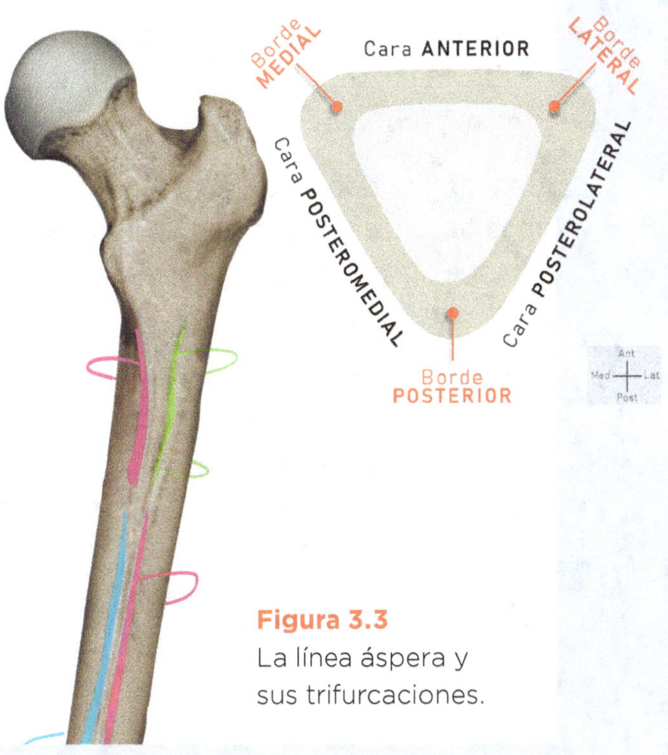

Figura 3.3
La línea áspera y sus trifurcaciones.

Las inserciones distales de las fibras más superficiales terminan en:

- El borde posterior de la lámina tendinosa del tensor de la fascia lata (tracto iliotibial).

Y las inserciones distales de las fibras más profundas:

- En la rama externa de la línea áspera.
- En la parte superior del labio externo de la línea áspera.
- En la cresta del glúteo mayor.

LOS DOS GLÚTEOS ANATÓMICOS

Debido a la cantidad de inserciones y diferentes disposiciones de las fibras musculares del glúteo mayor, muchos autores hablan de dos glúteos. Esta división sería anatómica y no funcional, como veremos más adelante. Así podemos dividir al glúteo mayor en una porción superficial y otra profunda:

1 La **porción superficial** iría desde las partes superiores y de la porción superficial inferior del músculo hasta el tracto iliotibial.

2 La **porción profunda** iría desde las fibras profundas de la parte inferior del músculo hasta la cresta del glúteo mayor en la cara posterior del fémur.

En resumen, la porción superficial –como su nombre lo indica– iría tanto de las fibras superficiales superiores e inferiores hasta el tracto iliotibial y la porción profunda de las fibras inferiores hasta el fémur (4).

Algunas descripciones, en un intento de resumir estas estructuras, hablan de que la mayoría de los fascículos del glúteo terminan en la banda iliotibial y las fibras más inferiores en la tuberosidad glútea (6).

La orientación general de las fibras superficiales yendo de superior a inferior va desde los 32° en las fibras superiores y mediales a los 45° en las inferiores. O sea, en la medida que descienden, las fibras pasan de una disposicion horizontal a una más vertical (14).

La longitud promedio de las fibras va desde los 11 a los 18 centímetros.

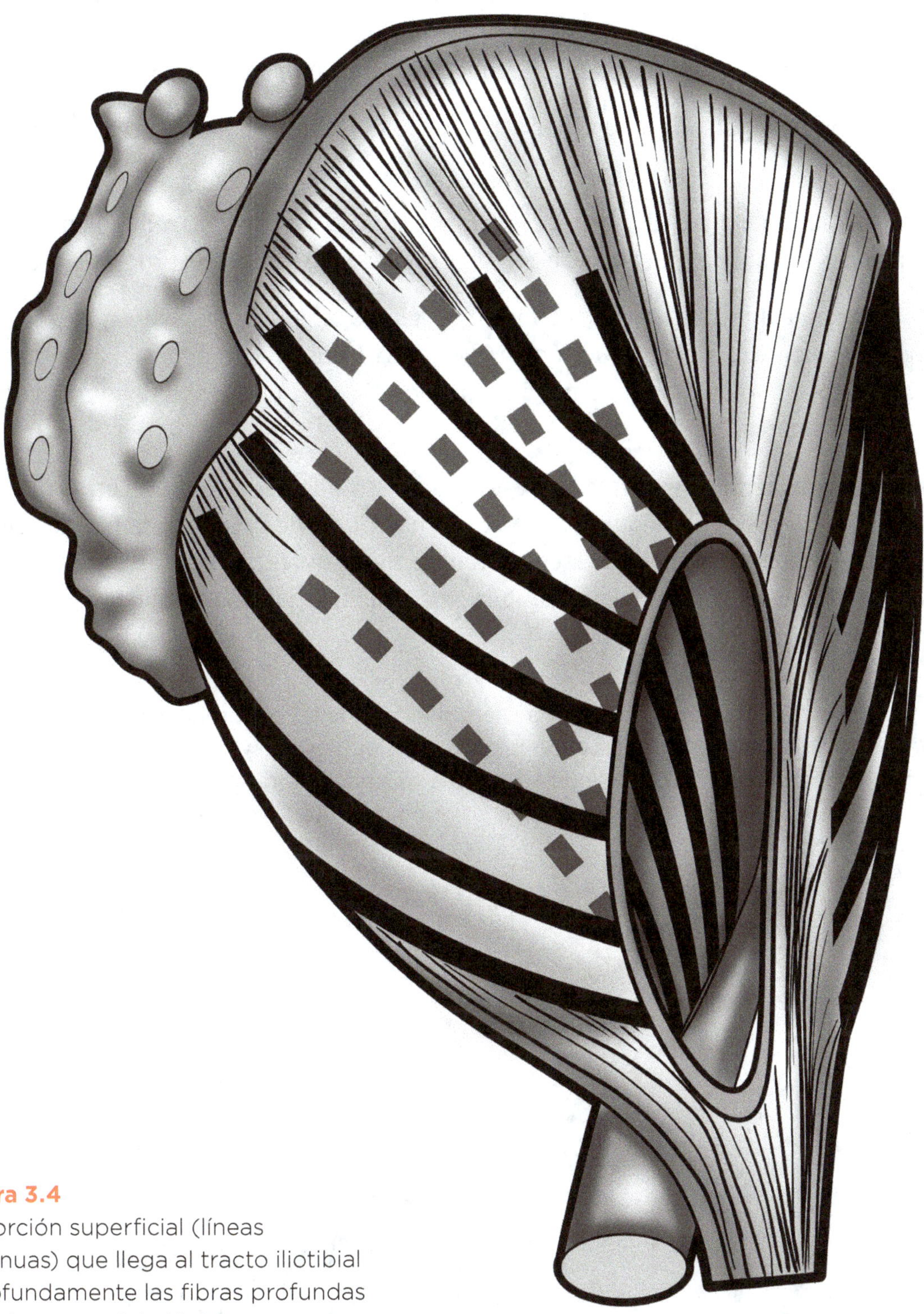

Figura 3.4
La porción superficial (líneas continuas) que llega al tracto iliotibial y profundamente las fibras profundas hacia la cresta del glúteo.

PREPARACIÓN

La preparación, o activación previa de la zona, dependerá mucho de la persona: su estado, condición, historial previo de lesiones, objetivos y función a cumplir, no habiendo así una sola manera de preparar este segmento del cuerpo previo a un entrenamiento.

Así, dependiendo la persona, podremos tener diferentes activaciones y preparaciones previas:

Preparación mínima: que se limite a la movilidad de la cadera. Algunos movimientos activos de extensión y flexión, y algún ejercicio compuesto realizado solo con el propio peso corporal.

Local e intensiva: que involucre la activación del glúteo en todos sus planos y movimientos (flexión, extensión, abducción, aducción y rotaciones). También la movilización de sus antagonistas (recto femoral y psoas) y la movilización y activación de sus sinergistas (isquiosurales y pelvitrocantéricos).

Global y extendida: que involucre todas las anteriores y además integre las otras partes del cuerpo. Activación de la posición espacial de las rodillas desde la contracción de los glúteos, movilización y elongación de la musculatura que tiende a aducir y rotar internamente la cadera. Activación de la bóveda plantar, buscando sus tres puntos de apoyo y evitando el colapso en valgo. Activación del core.

Repito: ninguna de estas es obligatoria, siendo ejemplos de sugerencia, y estarán condicionadas a la forma y estado de cada practicante, pudiendo ser alguna la combinación de estas u otro diagrama de organización. Las mismas estarán influídas por el historial del practicante y la información que hayamos podido obtener en los testeos y en el rendimiento diario de la persona.

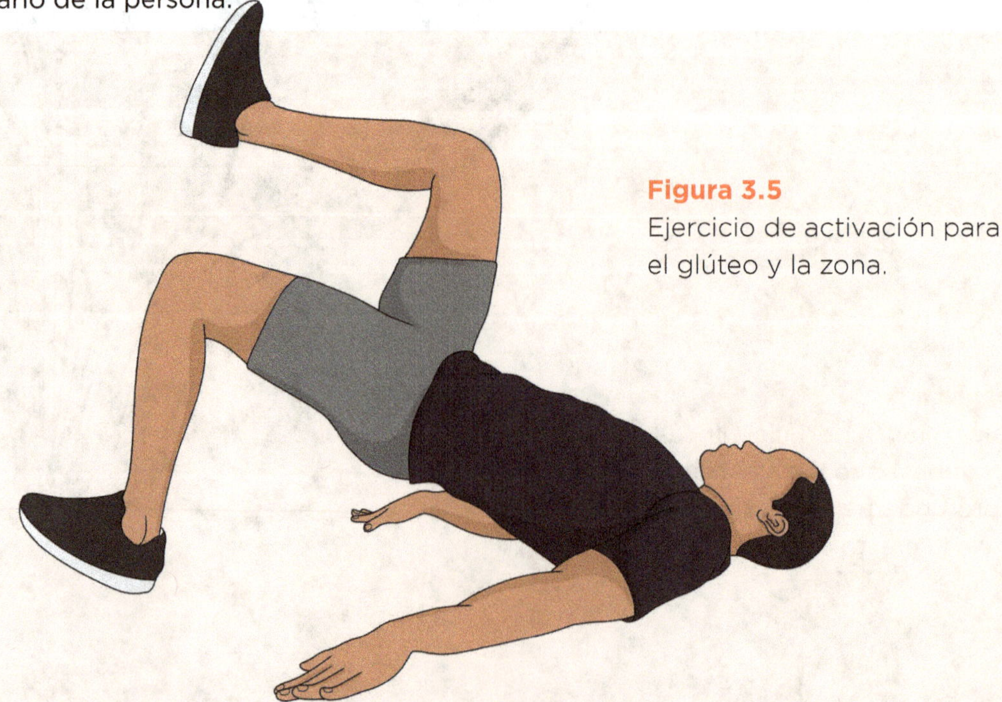

Figura 3.5
Ejercicio de activación para el glúteo y la zona.

MONOARTICULARES

Calificaremos a los ejercicios monoarticulares como todo aquel en donde la acción de el o los músculos comanden y produzcan movimiento en una sola articulación. Como el tema específico de esta obra es el glúteo, la articulación en cuestión será la cadera, que es la articulación en donde este músculo tiene principal predominio.

A fines prácticos definiremos como monoarticular todo ejercicio en el que tenga acción una articulación (o que pueda requerir a otra articulación en su ejecución pero con poca o casi nula acción sobre ella).

Nuevamente, el orden presentado es estrictamente analítico. Así, no necesariamente este tendrá que ser el orden en el que tendrán que practicarse.

- Extensión de cadera con patada hacia atrás en cuatro apoyos
- Extensión de cadera con puente de glúteos
- Abducción lateral recostado lateral
- Abducción lateral parado
- Abducción lateral en cuatro apoyos
- Retroversión pélvica
- Extensión parado
- Rotación
- Rana
- Rana con banda

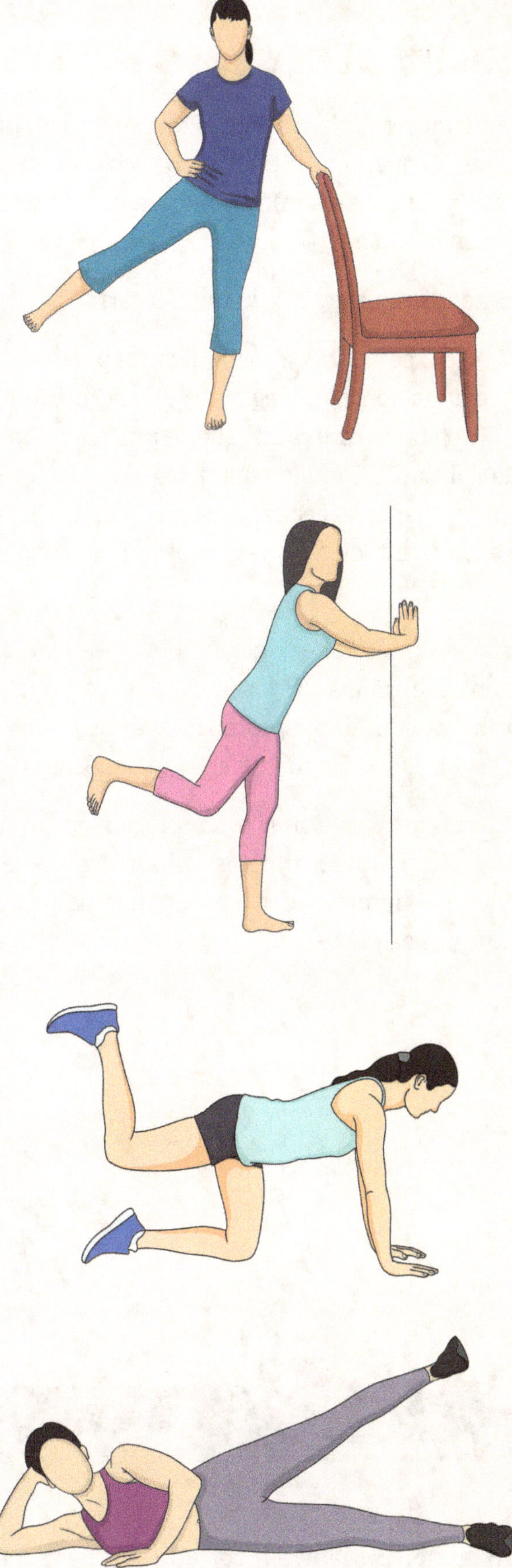

Figura 3.6
Ejercicios monoarticulares para el glúteo.

LA EXTENSIÓN DE CADERA EN EL SUELO COMO BÁSICO

Podemos usar la extensión de cadera con puente como básico en el que, si bien tendremos accionar en las rodillas (biarticular), este será mínimo, estando principalmente focalizado en la cadera.

Este mismo ejercicio de cadena cerrada podrá servir como:

Testeo: como ya vimos, el puente puede usarse como testeo y evaluación para registrar que se presente una extensión completa de cadera sin que se presenten compensaciones en la columna. También, para registrar la activación y secuencia de disparo adecuada de los glúteos y, en el caso de poseer instrumentación, el registro de la actividad muscular más específica.

Activación: Al ser un ejercicio en descarga y posición horizontal, es más fácil y seguro porque no incluye tanto la estabilización. El mismo puede ser útil para activar el glúteo mayor, específicamente en esta postura.

Ejercicio en sí: Con el peso corporal, es un buen ejercicio que permite realizar grandes volúmenes de repeticiones. También puede modificarse agregando cargas medias e incluso cargas pesadas.

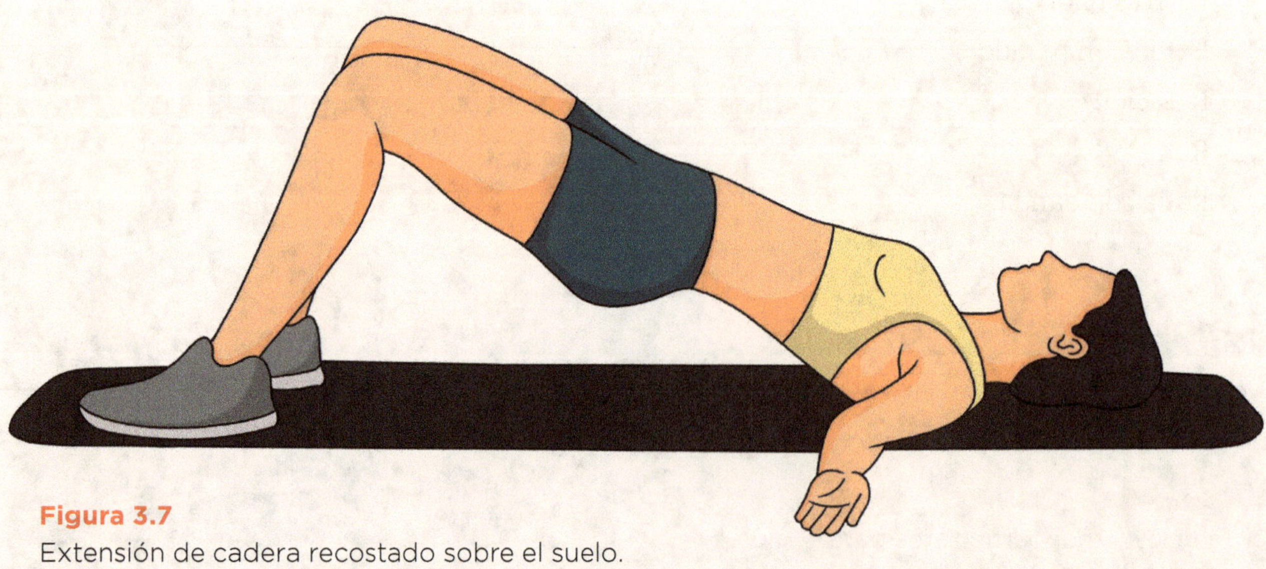

Figura 3.7
Extensión de cadera recostado sobre el suelo.

ABDUCCIÓN LATERAL DE COSTADO

Tipo: Monoarticular.

Movimiento: Abducción y aducción de cadera.

Grupo muscular objetivo: Glúteo medio. Fibras superiores del glúteo mayor y fibras del menor.

Función/objetivo: Aislación de la abducción de cadera en cadena abierta. Entrada en calor del grupo muscular objetivo. Ejercicio que permite un gran volumen de repeticiones.

Cómo hacer la abducción recostado: Recostado lateral, se puede mantener la rodilla del miembro que contacta el suelo flexionada o extendida. Desde allí, elevar el miembro superior hasta ganar el máximo rango de abducción sin producir compensaciones en el tronco ni en la pelvis.

Cuidados: No inclinar la columna.

Se puede generar más resistencia con: Bandas (en rodillas), cable, máquinas o cargas en los tobillos.

Series y repeticiones: 2-3 series de 15-40 repeticiones.

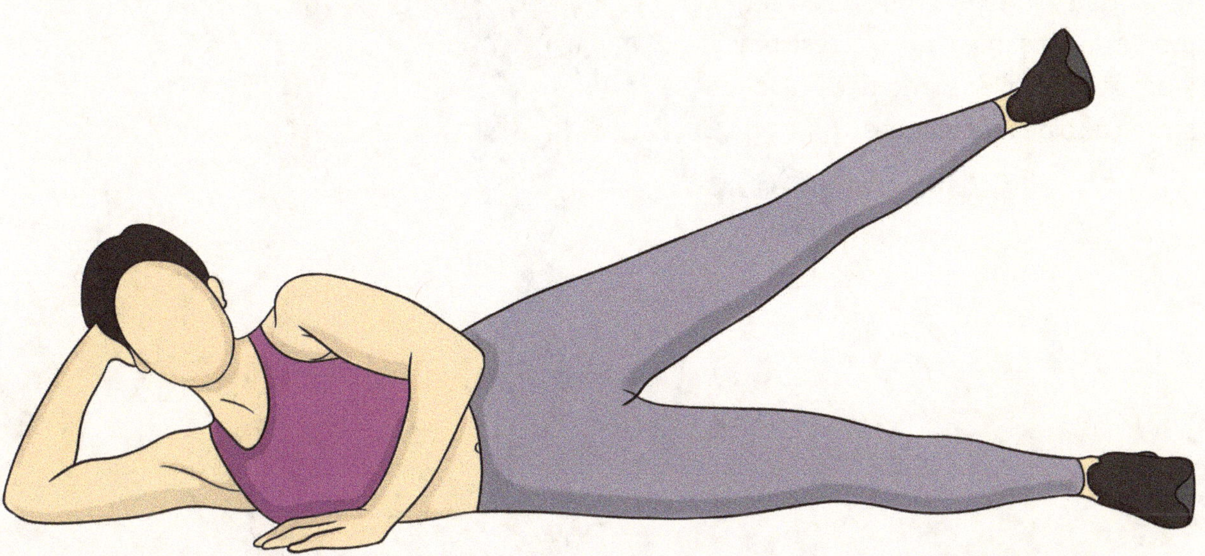

Figura 3.8
Abducción lateral recostado de lado.

ELEVACIÓN LATERAL PARADO

Tipo: Monoarticular.

Movimiento: Abducción y aducción de cadera.

Grupo muscular objetivo: Glúteo medio. Fibras superiores del glúteo mayor, fibras del menor y TFL.

Función/objetivo: Aislación de la abducción de cadera en cadena abierta parado. Activación del grupo muscular objetivo. Ejercicio que permite un gran volumen de repeticiones.

Cómo hacerlo: Parado sobre un pie llevamos el peso hacia ese apoyo. Entonces elevamos el miembro inferior libre hasta el máximo rango sin producir compensaciones en el raquis. La columna podrá curvarse lateralmente si el objetivo es transferirlo a, por ejemplo, una patada lateral propia de las artes marciales.

Cuidados: Procurar no aprovecharse del impulso ni del péndulo del miembro inferior para elevar la pierna.

Se puede generar más resistencia con: Bandas (en rodillas), cables, o cargas en los tobillos.

Series y repeticiones sugeridas: 2-3 series de 15-30 repeticiones. Con cargas, procurar no sobrecargar la resistencia a usar para poder mantener un volumen alto de repeticiones.

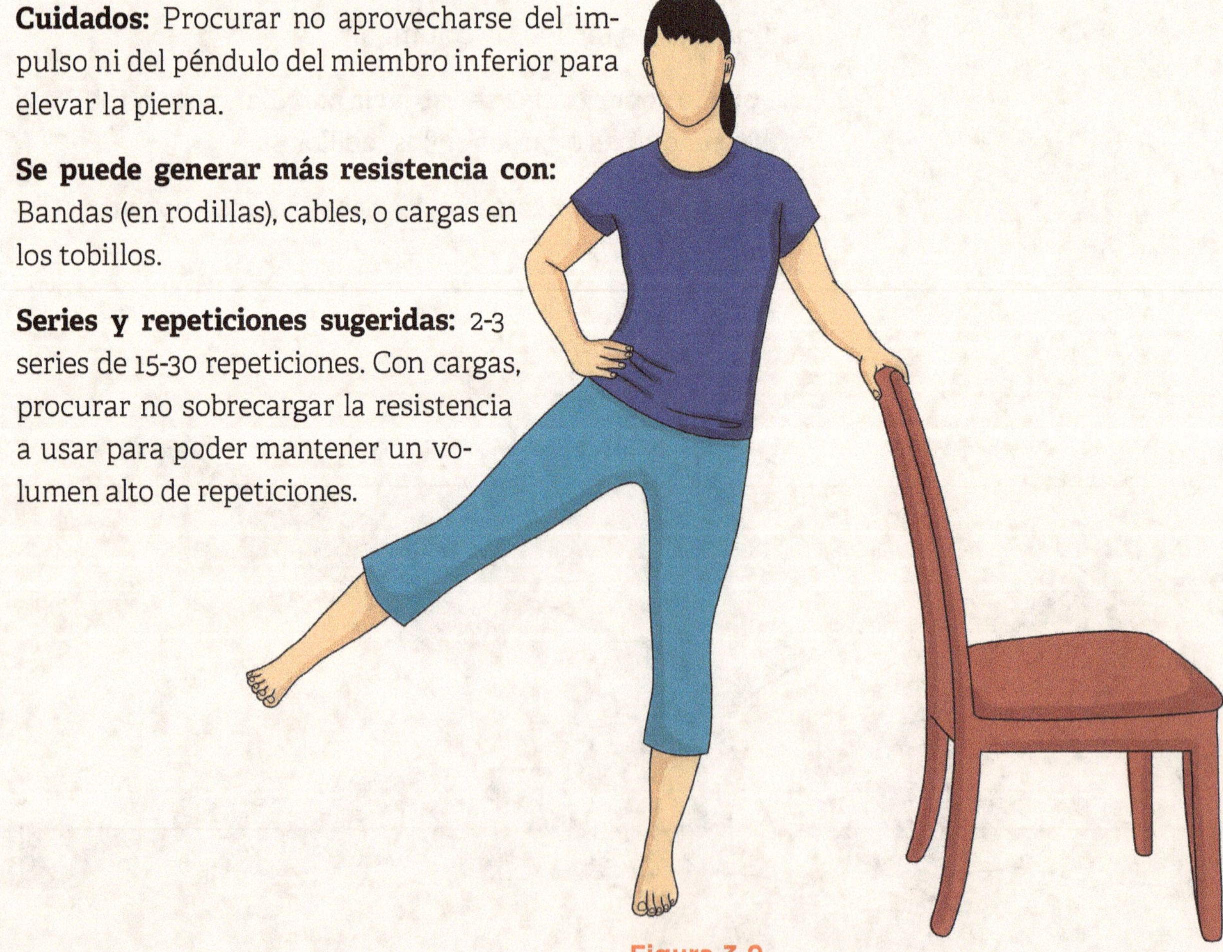

Figura 3.9
Abducción lateral desde parado.

ABDUCCIÓN LATERAL EN TRES APOYOS

Tipo: Monoarticular.

Movimiento: Abducción y aducción de cadera.

Grupo muscular objetivo: Glúteo medio. Fibras superiores del glúteo mayor y fibras del menor.

Función/objetivo: Aislación de la abducción de cadera en cadena abierta en cuatro apoyos.

Cómo hacerlo: En cuatro apoyos, pasamos el peso hacia las dos manos y una rodilla. Desde allí elevamos el miembro inferior, que se encuentra con la rodilla a 90° y una flexión de cadera de 90°, con una abducción horizontal. Se puede mantener el peso neutro sobre los apoyos o llevarlo más hacia un lado en cada repetición, para obtener más rango de movimiento en la pierna elevada.

Cuidados: Procurar no torcer el tronco para elevar más el miembro inferior.

Se puede generar más resistencia con: Bandas elásticas o cargas en las rodillas.

Series y repeticiones sugeridas: Un volumen medio por ser más exigente y demandante que los anteriores ejercicios.

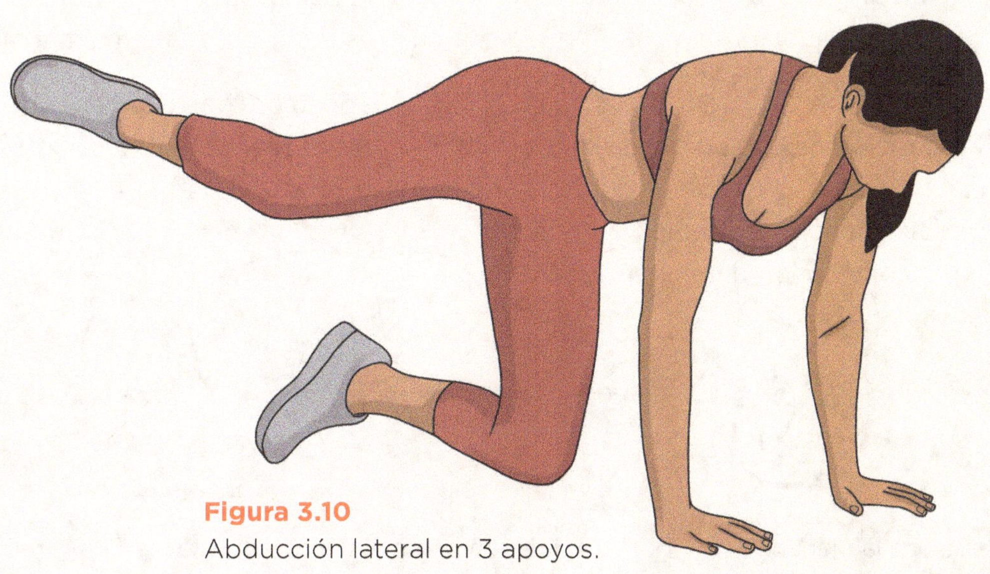

Figura 3.10
Abducción lateral en 3 apoyos.

ESTRATEGIA 1:
ABDUCCIÓN Y ROTACIONES AGREGADAS

El agregado de abducciones y rotaciones externas al movimiento de extensión de cadera es una estrategia que muchos entrenadores presentan en casi todos los ejercicios para glúteos. Esta es una manera para exigir al glúteo un poco más, además de su principal actividad en extensión. Si bien esto puede ser útil, no es necesariamente fundamental y muchas veces puede confundir a un alumno novato por la complejidad compuesta de movimientos.

El agregado de movimientos puede sumar a la reclutación en la actividad muscular pero no necesariamente es un requisito obligatorio, pudiendo obtener un buen entrenamiento y activación muscular trabajando en un solo plano o movimiento.

ESTRATEGIA 2: RETROVERSIÓN PÉLVICA

La retroversión de la pelvis es un accionar producido principalmente por el glúteo mayor, entre otros músculos (como el recto abdominal).

La retroversión pélvica exige y permite localizar y activar con mayor facilidad al glúteo mayor, así que puede usarse no solo como estrategia para localizar a este músculo sino para maximizar su activación. Es una posición que permite y que genera mayor activación en el glúteo.

La retroversión o "posterior tilt" se puede realizar parado, en planchas, en puente de cadera y en muchas otras posiciones.

La posición de parado puede servir para localizar esta estructura, llevando la pelvis a retroversión y acentuando y enfatizando la contracción del glúteo mayor.

También se puede palpar la zona para verificar su activación ante este movimiento.

Si elegimos la plancha para trabajar este accionar, procuraremos redondear un poco más la zona dorsal y flexionar ligeramente las rodillas para ayudar a la posición de la retroversión (*Contreras*): recordemos que no es una plancha clásica, simplemente estamos eligiendo esta posición para trabajar la retroversión de la pelvis y la activación del glúteo.

También, en posición de empuje de cadera en el suelo podemos enfatizar la actividad de este músculo con una marcada retroversión.

Podemos construir series de pocos segundos hasta realizar 3 series x 20 segundos en cada posición, llegando eventualmente a mantenerlas por 1 minuto en total, como ejemplo y propuesta.

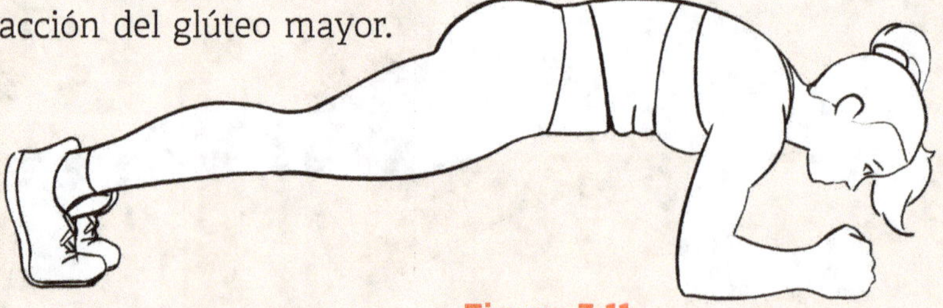

Figura 3.11

Usando la plancha como postura de integración al tiempo que se ejecuta la retroversión pélvica.

RETROVERSIÓN Y COLUMNA

El pensamiento hegemónico más aceptado en la actualidad es el de mantener la columna inalterable en la mayoría de los ejercicios. La retroversión pélvica conlleva una alteración de la curva o lordosis de la columna lumbar. Esto no es algo ni bueno ni malo, ya que la columna está preparada para actuar y estabilizarse en un amplio rango de movimiento.

Los posibles problemas que podría generar esta postura dependerán y estarán sujetos a la condición de la persona, la adaptación de sus tejidos y sobre todo a la magnitud de la carga que se está estableciendo (y qué implica esa carga para la persona). Si la persona no es susceptible a dolores o lesiones en la zona lumbar, quizás sea una postura que no tendrá ningun problema.

Una estrategia para la ejecución de la retroversión pélvica aplicada, como por ejemplo en un puente de cadera, es mantener la espalda neutra en la fase baja del ejercicio y acentuar un poco la retroversión en la elevación y extensión de la cadera. Esto tendrá como objetivo activar más al glúteo mayor y además su activación protegerá la zona sacro ilíaca. También se puede mantener fijada la pelvis en retroversión en todas las fases del ejercicio. Repito, si bien esto reclutará más al glúteo mayor en su accionar extensor y retroversor de la pelvis, podrá no ser recomendable en determinadas poblaciones (sensibilidad a la flexión lumbar) o si se agregan cargas o altos volúmenes en su ejecución.

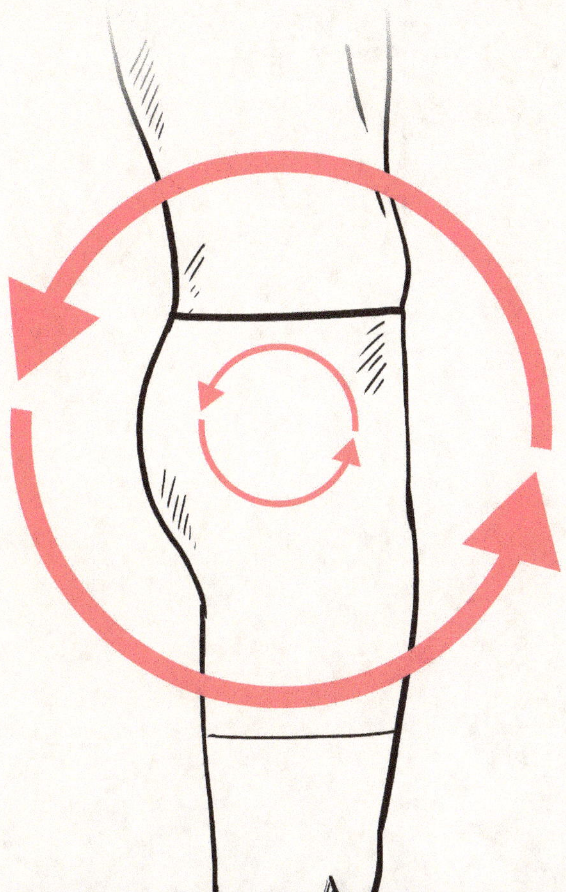

Figura 3.12

La retroversión es un movimiento fisiológico que no debería ser lesivo. Solo habría que tener en cuenta la condición de la persona y la magnitud de las cargas que se imponen sobre esta estructura.

EXTENSIÓN PARADO (PATADA)

Tipo: Monoarticular.

Movimiento: Extensión y flexión de cadera.

Grupo muscular objetivo: Glúteo mayor e isquiosurales.

Función/objetivo: Aislación de la extensión de cadera en cadena abierta parado. Entrada en calor del grupo muscular objetivo. Ejercicio que permite un gran volumen de repeticiones.

Cómo hacerlo: Se puede realizar con el tronco vertical un poco inclinado mientras se mantenga la neutralidad lumbar. Con las manos agarradas de algo estable. La rodilla puede quedar flexionada o extendida, siendo la primera opción más aisladora del trabajo del glúteo y la segunda integradora de los isquiosurales.

Cuidados: Procurar que el impulso del miembro inferior no altere la posición de la columna.

Se puede generar más resistencia con: Bandas, cables, o cargas en los tobillos.

Series y repeticiones sugeridas: 3 x 20. Pueden hacerse intercaladas con otros levantamientos primarios o como finalizador.

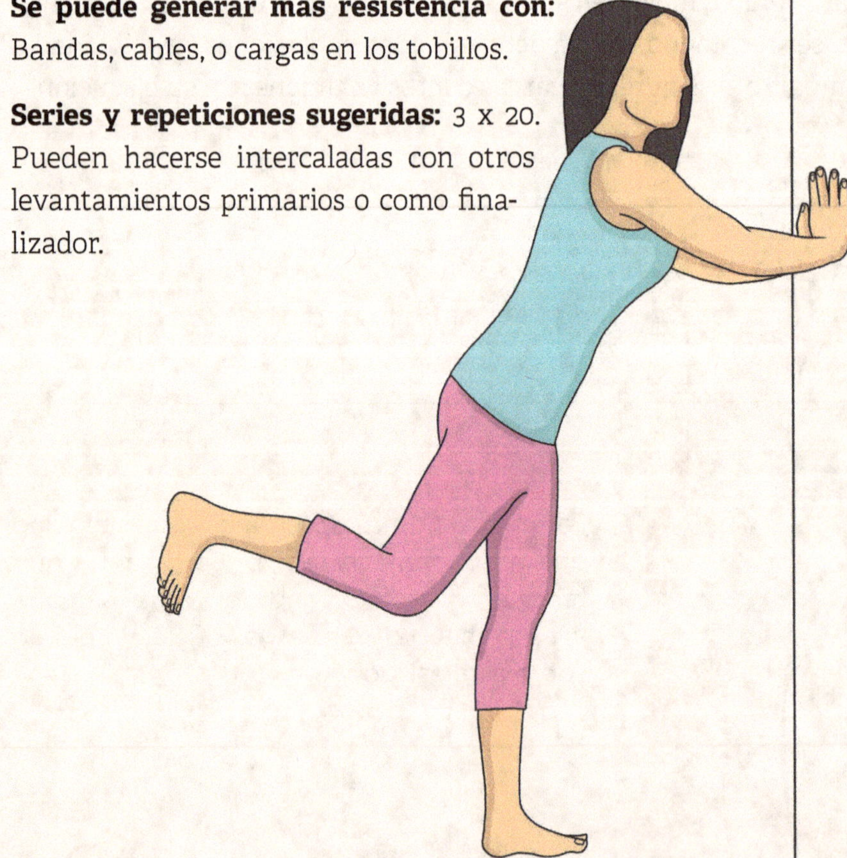

Figura 3.13
Extensión de cadera parado con la rodilla flexionada.

ROTACIONES CON BANDA

Tipo: Monoarticular con ayuda de otras partes del cuerpo.

Movimiento: Rotación interna de una cadera y rotación externa de la opuesta.

Grupo muscular objetivo: Glúteo mayor y pelvitrocantéricos.

Función/objetivo: Mejorar la potencia rotacional. Función y performance deportiva. No tan importante si se está enfocado solo en hipertrofia.

Cómo hacerlo: Manteniendo el tronco vertical y con una banda elástica o cable, buscamos rotar todo el cuerpo al tiempo que mantenemos la tensión sobre la banda o cable. El lado a trabajar será hacia el opuesto al que estamos rotando. Por ejemplo si realizamos el movimiento hacia la derecha, el glúteo izquierdo será el activo, acortándose las fibras de ese lado.

Cuidados: Procurar no pivotear los pies ni presentar movimientos en las rodillas. La articulación de las caderas deberán ser el punto donde se presenta el mayor movimiento para que los músculos que la comandan sean los protagonistas. Tratar de minimizar los movimientos en la columna y los hombros.

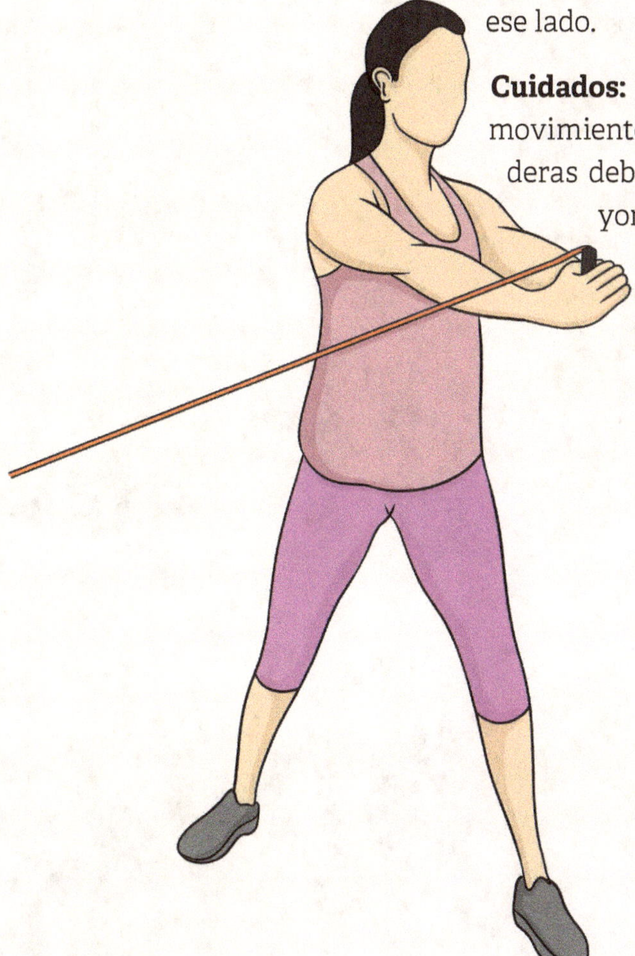

Figura 3.14
Rotación contra resistencia con banda elástica.

RANA

La posición de la **rana** (acostado con las plantas de los pies juntas y las caderas rotadas externas y abducidas) es un ejercicio que integra y solicita al glúteo mayor en sus tres acciones principales: extensión, abducción y rotación externa.

Tipo: Monoarticular.

Movimiento: Extensión y flexión de cadera manteniendo la abducción y rotación externa.

Grupo muscular objetivo: Glúteo mayor.

Función/objetivo: Integración de tres movimientos en un solo ejercicio. Ejercicio que permite un gran volumen de repeticiones.

Cómo hacerlo: Acostado boca arriba con las plantas de los pies juntas. Las rodillas flexionadas y hacia los costados.

Cuidados: Que la extensión de la cadera, que podría estar limitada por la abducción y rotación, no altere la posición de la columna.

Se puede generar más resistencia con: Bandas elásticas.

Series y repeticiones sugeridas: 2-3 series de hasta 40 repeticiones que pueden hacerse como finalizador.

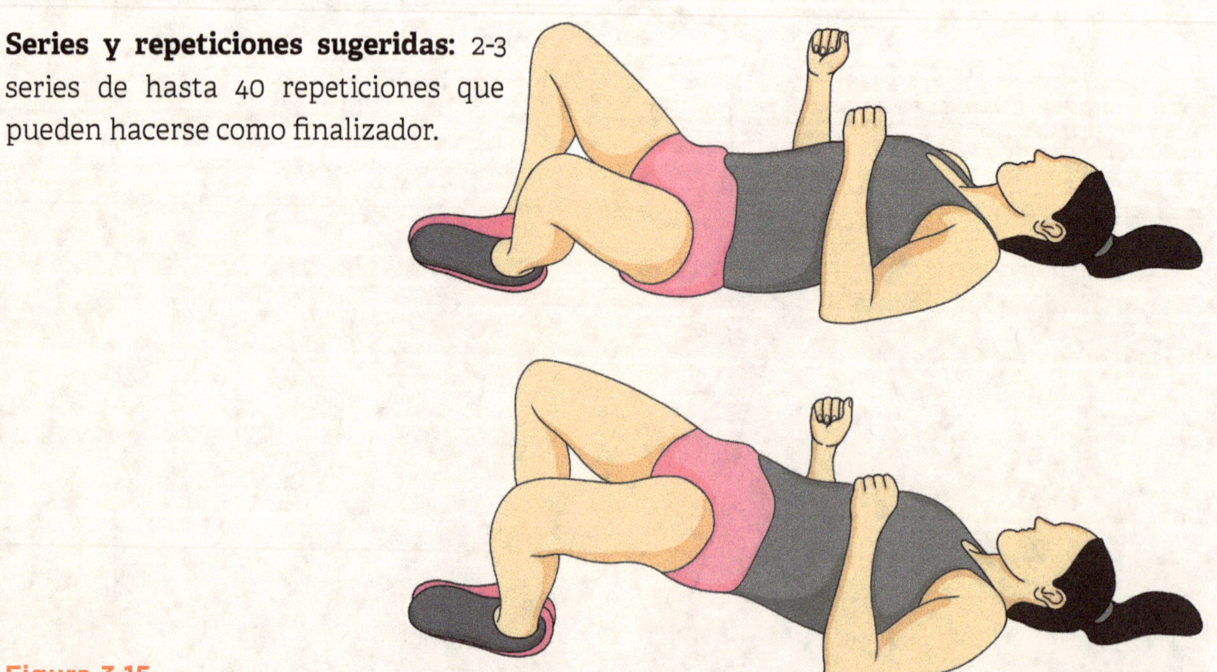

Figura 3.15
Extensión de cadera con abducción y rotación externa.

BANDA: ¿CUÁNDO SÍ, CUÁNDO NO?

Se denomina RNT al trabajo en el que mediante bandas elásticas tratamos de llevar una parte del cuerpo hacia un movimiento erróneo, para entender el vector de corrección. Esto en español sería "entrenamiento neuromuscular reactivo". Esta es una estrategia originalmente desarrollada para corregir patrones de movimiento erróneos en el cual la banda elástica en vez de indicar el vector de fuerza correcto, aplica y refuerza sobre nuestro sistema el vector errado de movimiento. Esto nos obliga a reaccionar hacia el lado o la dirección correcta de aplicación de la fuerza. Es una manera de **reforzar** el error, advirtiendo al sistema nervioso central para despertar el mecanismo de aplicación de fuerza adecuado en nuestro sistema.

Es una especie de psicología inversa corporal por la cual no le indicamos al sistema qué debe corregir, sino que acentuamos el error para despertar el mecanismo interno de corrección.

Como ejemplo, podemos ver que la banda elástica se coloca por encima de las rodillas para tratar de enfatizar el error de producir un colapso hacia medial de las mismas. Esto obligará o sugerirá al sujeto a realizar la activación adecuada, tanto desde el grupo glúteo como desde los pies para rearmar la estructura que tiende a colapsarse. Así, por su sencillez y bajo costo, tienen una muy buena utilidad en lo que respecta a la corrección de patrones motores.

Desde el punto de vista de corrección, la banda detecta y pronuncia el error obligándonos a corregirlo, y desde un punto de vista de las fuerzas, produce una resistencia ante determinados movimientos, obligándonos a enfatizar los mismos.

Se puede usar como estrategia correctiva (para lo que fue creado) o para aumentar las resistencias incluidas en determinada posición o ejercicio para que el músculo realice trabajo extra (4).

La banda también se usa con el propósito de agregar más movimientos a una acción. Por ejemplo, la sentadilla trabaja las fibras más inferiores del glúteo; con una banda es una buena manera de reclutar las fibras más superiores, al obligar al músculo a colaborar con la abducción. De esta manera, se especula que al aumentar los roles de movimiento requeridos en un músculo, podemos maximizar su activación (4).

Nuevamente aclaro que, si bien el uso de bandas ha demostrado una mayor activación del glúteo mayor y medio (debido a una máxima integración de los movimientos posibles de estos músculos), hay que procurar tener en cuenta la posición de la cadera (no demasiado flexionada) para que estos no sufran una inversión de acción, como era el caso del glúteo medio y de las fibras superiores del mayor, que pasaban de rotadoras externas a internas ante el cambio de posición.

La posición de la banda (por encima de las rodillas o por debajo) aumentará el brazo de palanca, siendo más difícil la ejecución del mismo.

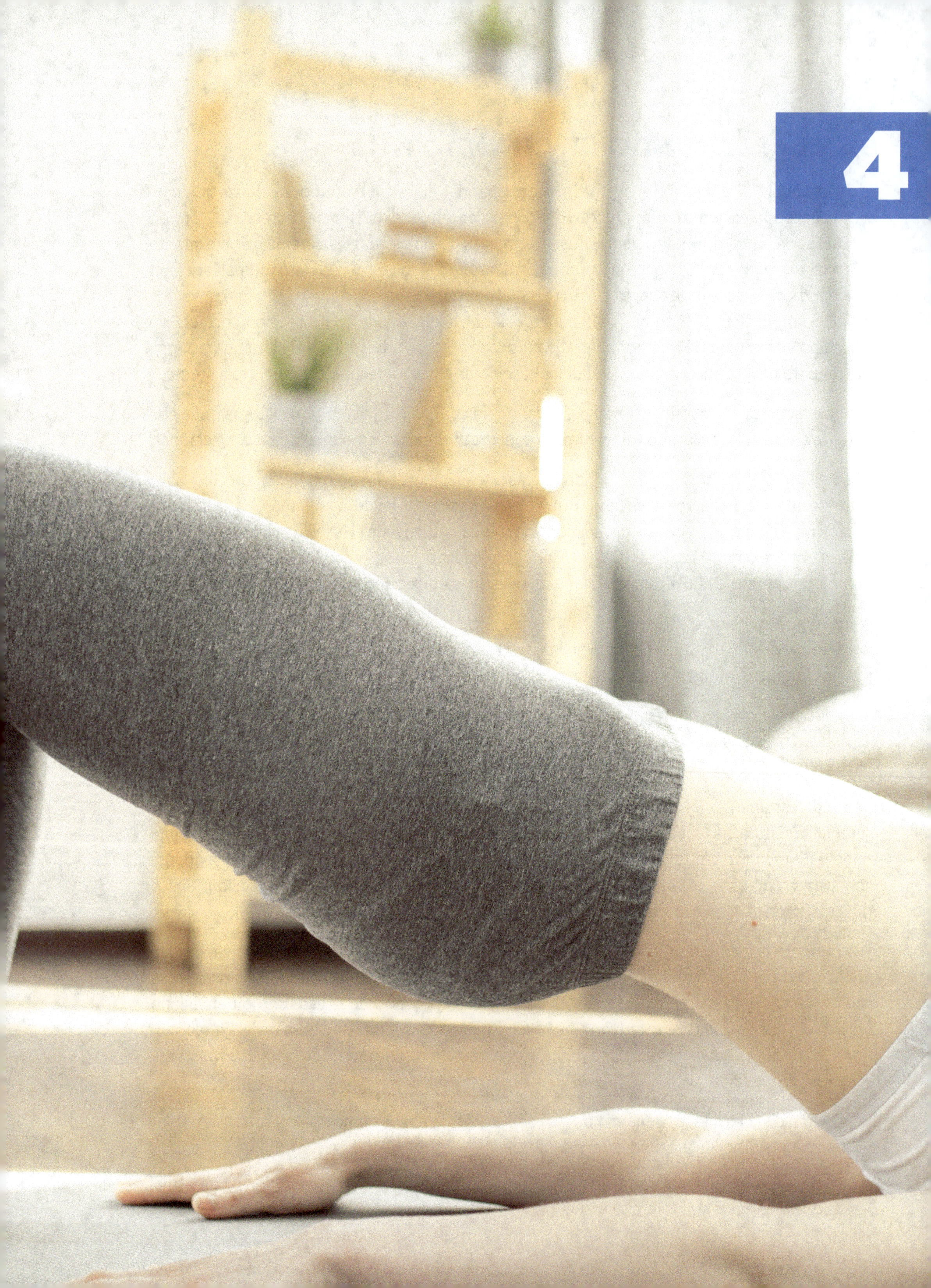

4

FUNCIÓN Conociendo todo el glúteo

Ya hemos logrado dividir al glúteo por su forma, anatomía y capas. Ahora trataremos de entenderlo desde el punto de vista de cómo todas esas diferentes disposiciones definen su función.

Como es imposible aislar las fibras superficiales de las profundas, existen otras formas de aislar las partes del glúteo (si esto fuera nuestro propósito), y esto es en relación a las diferentes acciones que puede producir el músculo. Sabíamos que el glúteo posee fibras más horizontales (todas las superficiales con mayor incidencia en las superiores, ya que en las inferiores no solo se iban inclinando hacia la verticalización sino que también, pasado el eje anteroposterior, generaban aducción) y fibras más verticalizadas (las más inferiores, profundas y superficiales).

Así, con determinados movimientos se podrá requerir más la sección inferior o la superior. En resumen y con fines prácticos decimos que:

La abducción y rotación externa activará más la zona superior del glúteo.

La extensión activará tanto la zona superior como la inferior.

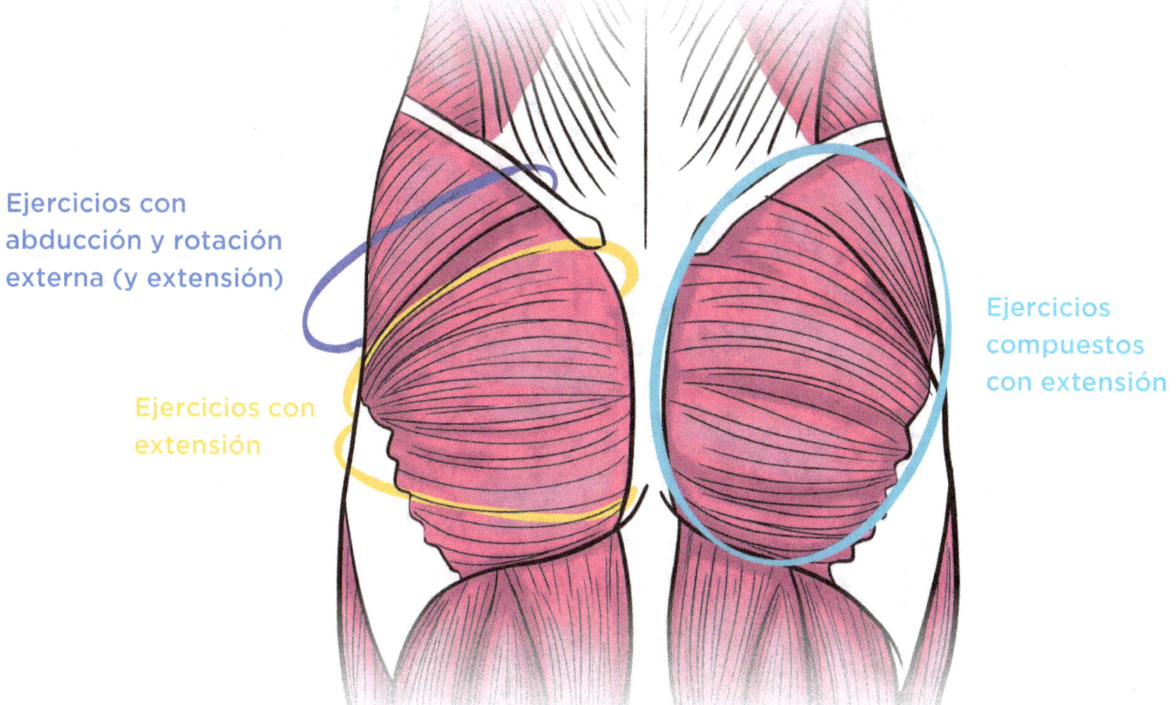

Figura 4.1
División funcional por tipo de movimientos y ejercicios del glúteo mayor.

Esto de alguna manera nos permite dividir al glúteo en un segmento superior y otro inferior en el entrenamiento. La porción superior es más grande que la inferior, siendo la superior óptima para la abducción de la cadera al poseer inserciones en el tracto iliotibial, y la inferior óptima para la extensión gracias a su extendido brazo de momento (17). Un buen paralelismo metafórico en esta disposición es entender a la porción superior como similar al glúteo medio y a la inferior como similar a los isquiosurales.

La división entre superior e inferior se podría establecer en un punto medio de una línea que vaya desde la espina ilíaca postero superior a la zona posterior del trocánter mayor. Si fuera de nuestro interés trabajar alguna parte específica del glúteo, podremos activar más la porción superior a través de la abducción y la rotación externa y la porción inferior a través de la extensión (*Contreras*).

Esto no significa que se puede aislar completamente los compartimientos o que con un tipo de movimiento solo estaremos trabajando una fibra específica. Siempre estará trabajando gran parte del músculo e incluso los músculos de alrededor que comparten y refuerzan estas acciones, sobre todo si el ejercicio requiere estabilización y es un ejercicio compuesto multiarticular.

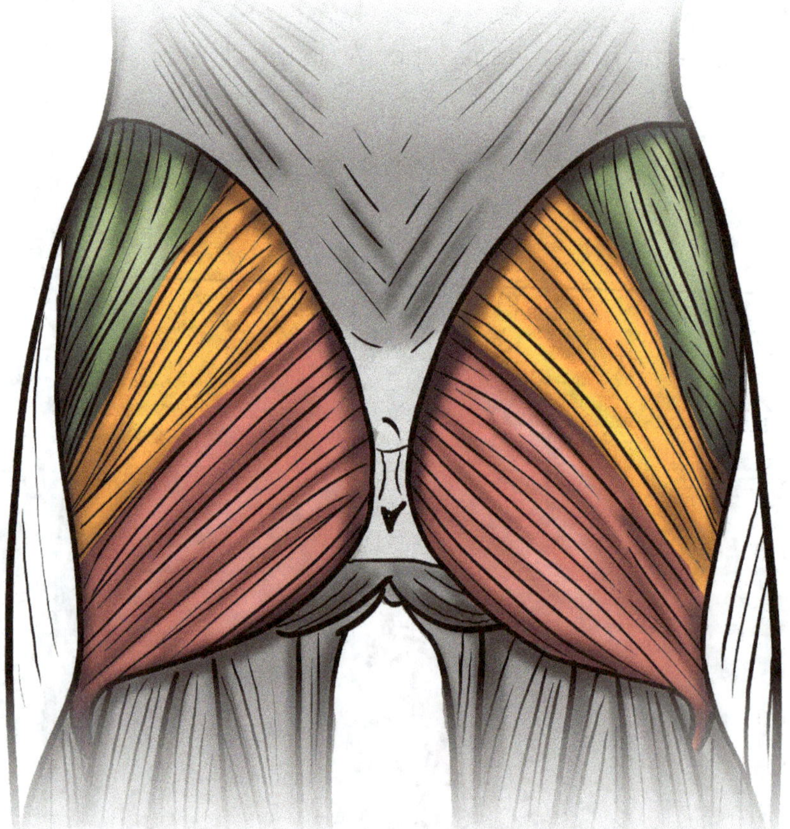

Figura 4.2

El glúteo medio (verde) y las divisiones superiores (naranja) e inferiores (rojo) del glúteo mayor que podrían funcionar de manera segmentada y ser controladas independientemente por el sistema nervioso central.

ACTIVACIÓN NERVIOSA DEL GLÚTEO

Cuando hablamos de diferentes zonas en el glúteo y de cómo estas pueden activarse con determinados movimientos, a muchos podría no quedarle en claro cómo esto puede lograrse si el músculo se encuentra inervado por un solo nervio. Para entender las diferentes funciones del glúteo necesitamos repasar algo de fisiología básica. El nervio glúteo inferior ingresa al músculo por su cara profunda en la mitad medial y desde allí, ante el impulso nervioso, el glúteo se contrae. Pero, ¿cuál es el mecanismo para que determinadas fibras se recluten más que otras, ya sea por el tipo de movimiento o por tipo de fibra (lenta/rápida)?

Para entender bien este mecanismo, primero hay que entender la estructura de lo que llamamos "nervio". A lo que solemos llamar "nervio periférico" es lo que se describe como **tronco** nervioso. Así, cuando decimos "nervio glúteo inferior" no estamos hablando de una sola prolongación axónica de una neurona aislada. Ese tronco es una gran estructura que contiene "paquetes" de axones embolsados y cada uno de estos axones es la prolongación de una neurona.

La neurona motora primaria se encuentra en la corteza del cerebro. Esta recorre la médula hasta contactar a la segunda neurona que se encuentra en el asta anterior de la médula. Desde allí emerge a través de la raíz nerviosa anterior, saliendo de la columna, y se conforma junto a otros axones de otras neuronas en un paquete de fibras que llega a determinado músculo.

Así, el tronco nervioso contiene paquetes de fibras nerviosas. Cada fibra nerviosa contiene un axón (que es la prolongación de una neurona). Estos axones además pueden tener varias prolongaciones o ramificaciones que llegarán a la célula o fibra muscular. De esta manera, cada axón puede inervar a diferentes fibras musculares (células) conformando así lo que llamamos unidad motora (cada neurona inervando a X cantidad de fibras musculares).

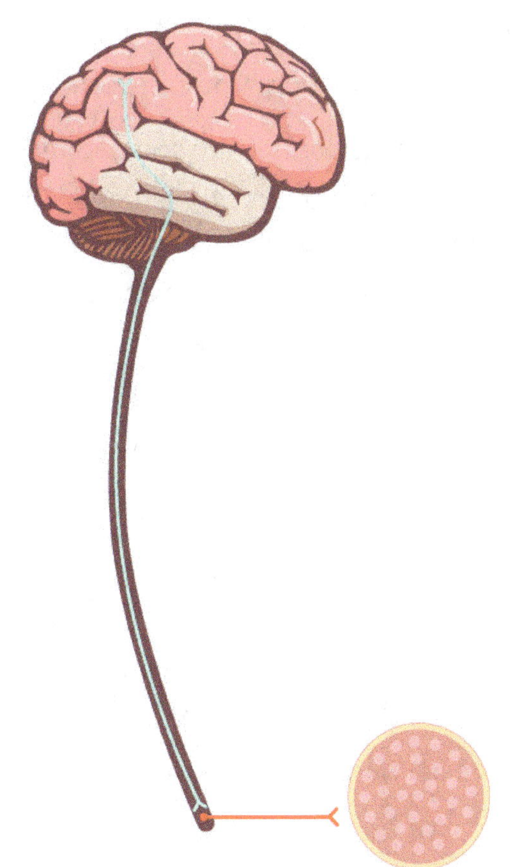

Figura 4.3
Recorrido de una neurona haciendo sinapsis con la segunda motoneurona en la médula y finalmente inervando al músculo.

Los músculos esqueléticos humanos tienen la capacidad de subdividirse funcionalmente en segmentos más pequeños que podrían ser controlados independientemente por el sistema nervioso durante una tarea motora (18).

La zona superior del glúteo estaría más emparentada con las tareas "posturales" y las inferiores con las "dinámicas" (17, 18). Parte de la idea de entrenar un músculo con diferentes ángulos, aparatos, máquinas y variaciones en las repeticiones y en las intensidades, es la de reclutar todas estas diferentes unidades motoras y secciones del músculo (12).

Esta cantidad de fibras nerviosas llegando a diferentes fibras musculares es la que permitiría reclutar y diferenciar fibras rápidas ante esfuerzos de alta tensión mecánica/velocidad, y fibras lentas ante esfuerzos bajos y mantenidos.

El glúteo mayor estaría compuesto de segmentos musculares que estarían desarrollados anatómica y fisiológicamente para cumplir determinados roles durante las tareas motoras diarias, ya que este músculo tendría tres segmentos funcionales que parecerían estar controlados de manera independiente por el sistema nervioso central (18).

En términos prácticos y de entrenamiento esto permitiría:

- Reclutar más fibras de un sector determinado del músculo.
- Permitir diferentes movimientos en un solo músculo (incluso movimientos opuestos entre sí, como la abducción y aducción).
- Reclutar diferentes tipos de fibras por las intensidades o volúmenes de trabajo.
- Reclutar la máxima variedad de fibras al variar las intensidades, volúmenes y ángulos de aplicación.

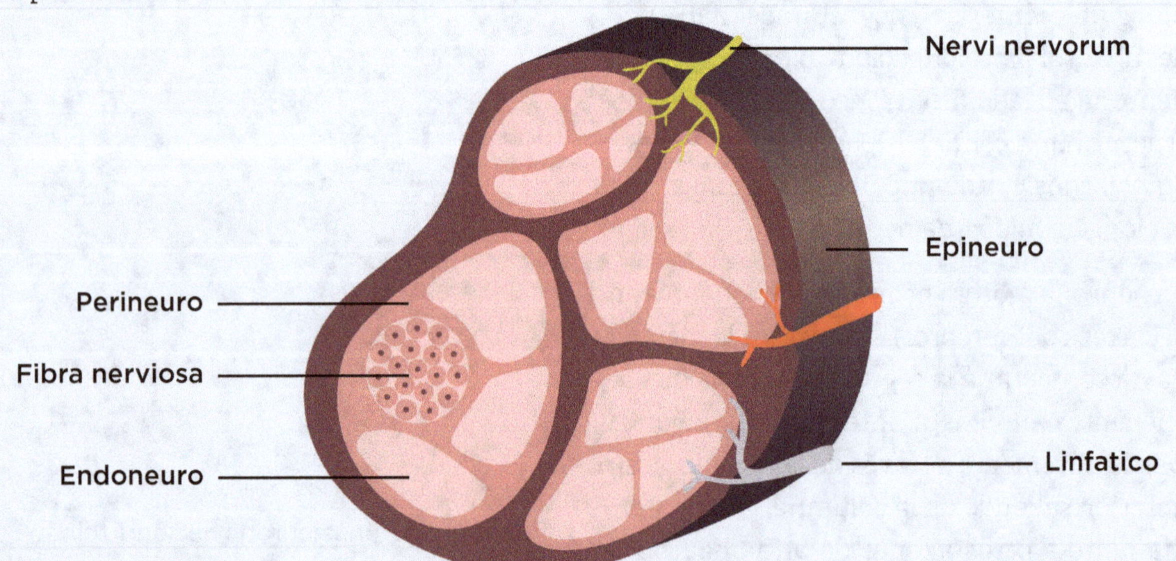

Figura 4.4
Composición de un nervio periférico. Epineuro en marrón oscuro rodeando la estructura. Fascículos en rosa oscuro (perineuro) rodeando a varias fibras nerviosas. Endoneuro (rosa) recubriendo a cada fibra individual.

CONTRACCIONES MUSCULARES

Tradicionalmente se habla de tres tipos de contracciones que serán afines al uso de este manual: concéntricas, excéntricas e isométricas.

Dentro de las contracciones dinámicas (o de contracción heterométrica) podemos encontrar las contracciones en las que se acercan los puntos de inserción (concéntricas) o en las que los puntos de inserción se alejan (excéntricas).

Concéntrico: Contracción muscular con acercamiento de las inserciones de ese músculo. Decimos que el músculo "se acorta" mientras produce fuerza. Es un accionar con el que se trata de superar una resistencia.

Excéntrico: Contracción muscular con alejamiento de las inserciones de ese músculo. Mientras se contrae el músculo sus inserciones se alejan. Decimos que el músculo se estira mientras produce fuerza. Es una acción con la que se trata de contrarestar una resistencia. La fuerza excéntrica llega a ser entre un 20% a un 50% mayor que la concéntrica; en otras palabras, podremos **frenar** o desacelerar una carga externa mayor con este tipo de contracción. El agregado de cargas por encima del máximo podría mejorar la respuesta hipertrófica (12). Si bien podría crear sarcómeros en serie (las fibras crecen a lo "largo"), está asociado con las microrupturas a nivel celular, lo cual bien dosificado podría ser un mecanismo para la hipertrofia, pero en exceso podría ser perjudicial.

Isométrico: (iso = igual, métrico = medida) una ausencia de cambio en la longitud. El músculo se contrae sin disminuir su longitud. Es una acción con la que se trata de mantener resistencia en una posición. No hay evidencia al momento de los posibles beneficios en la combinación de este tipo de contracción con las dinámicas (12).

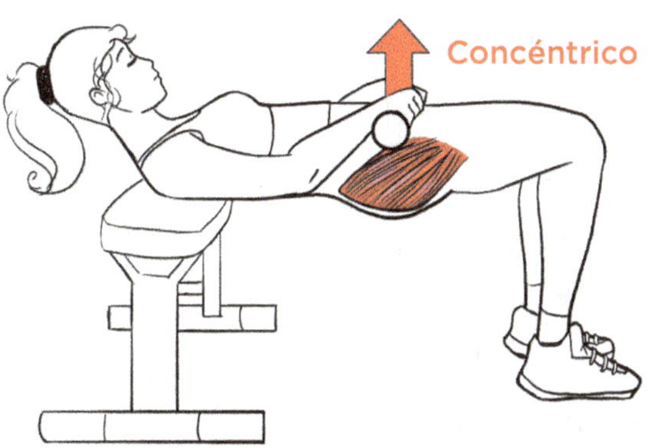

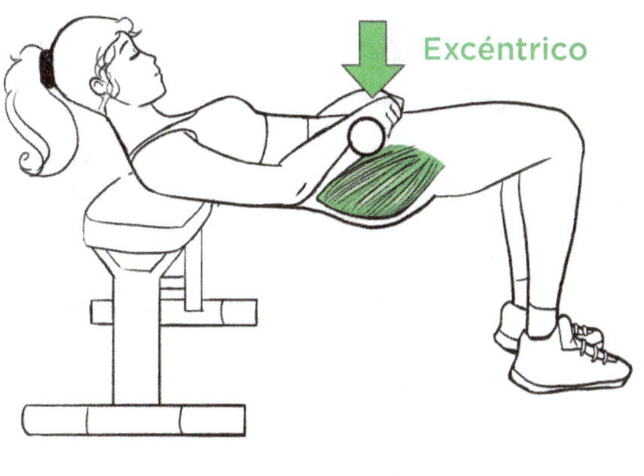

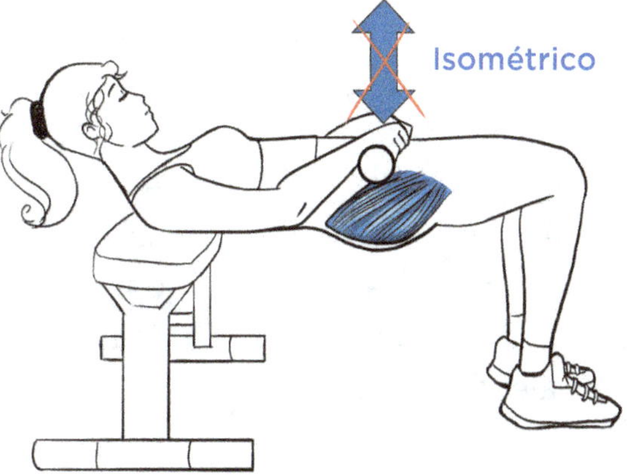

Figura 4.5

Contracción concéntrica, excéntrica e isométrica en un Hip Thrust.

BIARTICULARES

A diferencia de los ejercicios mono articulares analizados en el capítulo anterior, que trataban exclusivamente de la cadera, en este capítulo comenzaremos a analizar los biarticulares. Si bien procuraremos que estos usen principalmente la cadera, también tendrán acciones en la rodilla, aunque siempre en menor medida porque estaremos apuntando a la acción del glúteo mayor.

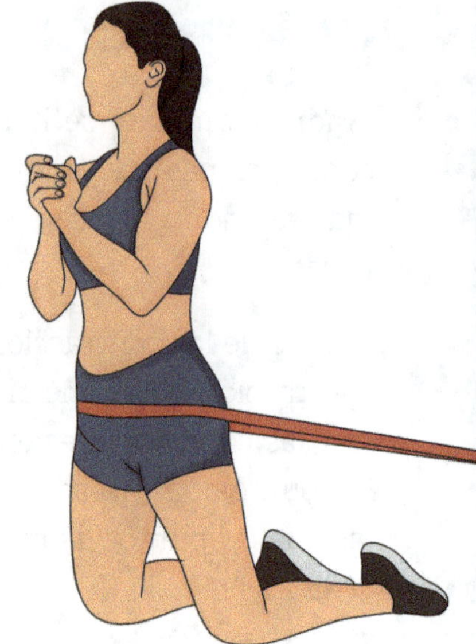

Comenzaremos analíticamente describiendo los ejercicios biarticulares que más injerencia tengan en la cadera y menos en la rodilla:

- Extensiones arrodillado
- Plancha lateral con abducción de cadera
- Leg Press en máquina
- Reverse Hiper
- Roman Chair GHD
- Caminata lateral con bandas

Recordemos, como concepto básico, que cuando realicemos ejercicios biarticulares nos podremos encontrar con las restricciones y déficits que suelen presentar los músculos biarticulares. En este caso, los isquiosurales y el recto femoral podrán incidir sobre las acciones o restricciones de movimiento en la cadera y la rodilla. Por eso, la posición de la rodilla en todos los ejercicios (más flexionada o más extendida) podrá condicionar la intervención y la potencia de estos músculos.

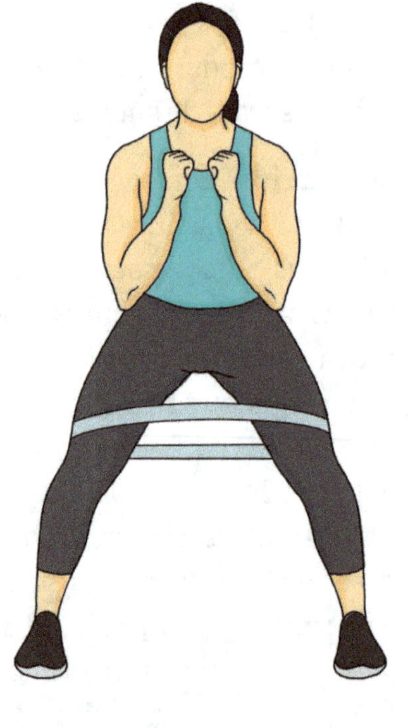

Como regla general sabemos que si mantenemos la rodilla flexionada los isquiosurales deberán estar más activos en esa articulación y tendrán menos disponibilidad para actuar en la cadera, debido a la insuficiencia activa (dificultad de actuar en ambas articulaciones al mismo tiempo). En otras palabras: siempre que busquemos que el glúteo mayor reciba más activación en la extensión de cadera, podremos conseguirlo manteniendo las rodilla flexionadas, quitando así un poco a los isquiosurales de la ecuación.

EXTENSIONES ARRODILLADO

Movimiento: Extensión y flexión de cadera. Similar a un hip thrust pero vertical.

Grupo muscular objetivo: Glúteo mayor y grupo glúteo.

Función/objetivo: Agrega variedad en los ejercicios. Entrada en calor del grupo muscular objetivo. Ejercicio que permite un gran volumen de repeticiones.

Cómo hacerlo: Desde una posición de flexión, extender la cadera hasta que los muslos queden alineados con el tronco. Debido a la poca carga, se puede agregar un accionar de retroversión de cadera para potenciar la acción. Se puede trabajar estabilizando los brazos en una superfice firme, o sin agarres para dificultar más el equilibrio.

Cuidados: Si produce incomodidad, puede usarse una superficie para apoyar las rodillas. Si se usa retroversión pélvica, cuidar que no altere el resto de las curvas de la columna o que produzca una incomodidad.

Se puede generar más resistencia con: Cables o bandas.

Series y repeticiones sugeridas: 3 series x 20 repeticiones que pueden hacerse entre otros levantamientos primarios o como finalizador.

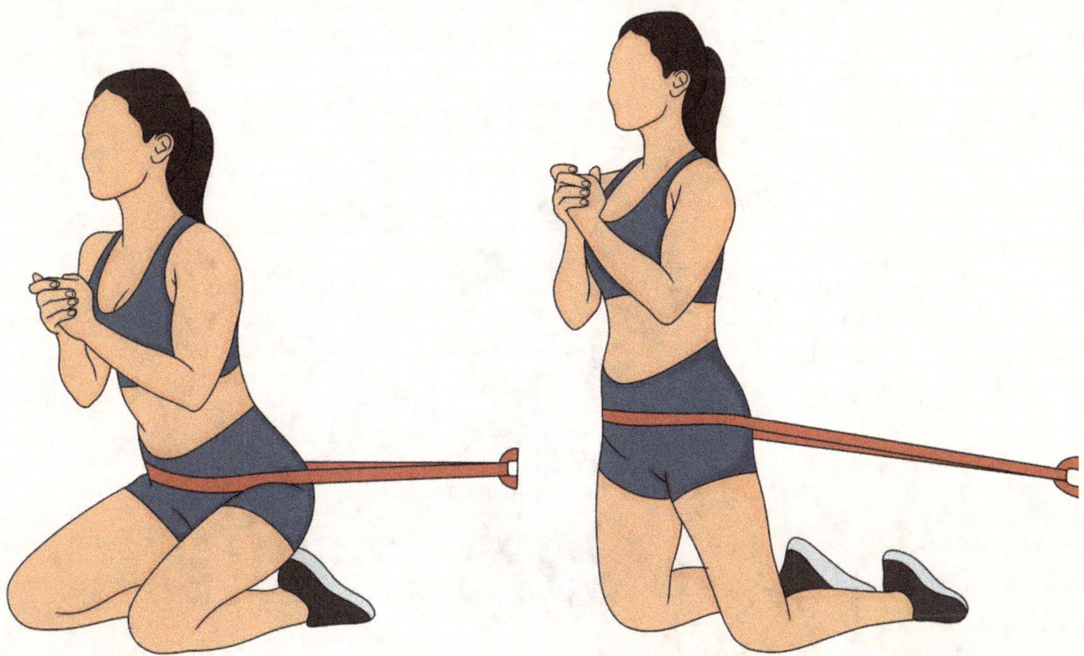

Figura 4.6

Extensión de caderas con banda elástica desde posición arrodillado.

PLANCHA LATERAL CON ABDUCCIÓN DE CADERA

Movimiento: Abducción en ambas caderas.

Grupo muscular objetivo: Core lateral, glúteo medio y glúteo mayor.

Función/objetivo: Correctivo del glúteo medio. Integra core a la acción. Estaremos activando tanto el glúteo derecho como el izquierdo en cadena cerrada y el opuesto en cadena abierta.

Cómo hacerlo: Se puede realizar con ambas rodillas extendidas (apoyo más alejado) o flexionadas (apoyo más cercano). Desde la posición lateral realizaremos una abducción de cadera del lado apoyado en el suelo junto a una abducción del miembro inferior opuesto.

Cuidados: Cuidar que las abducciones no alteren la posición de la columna.

Se puede generar más resistencia con: Bandas elásticas. Cargas en tobillos o rodillas.

Series y repeticiones sugeridas: 2-3 series de 12 repeticiones.

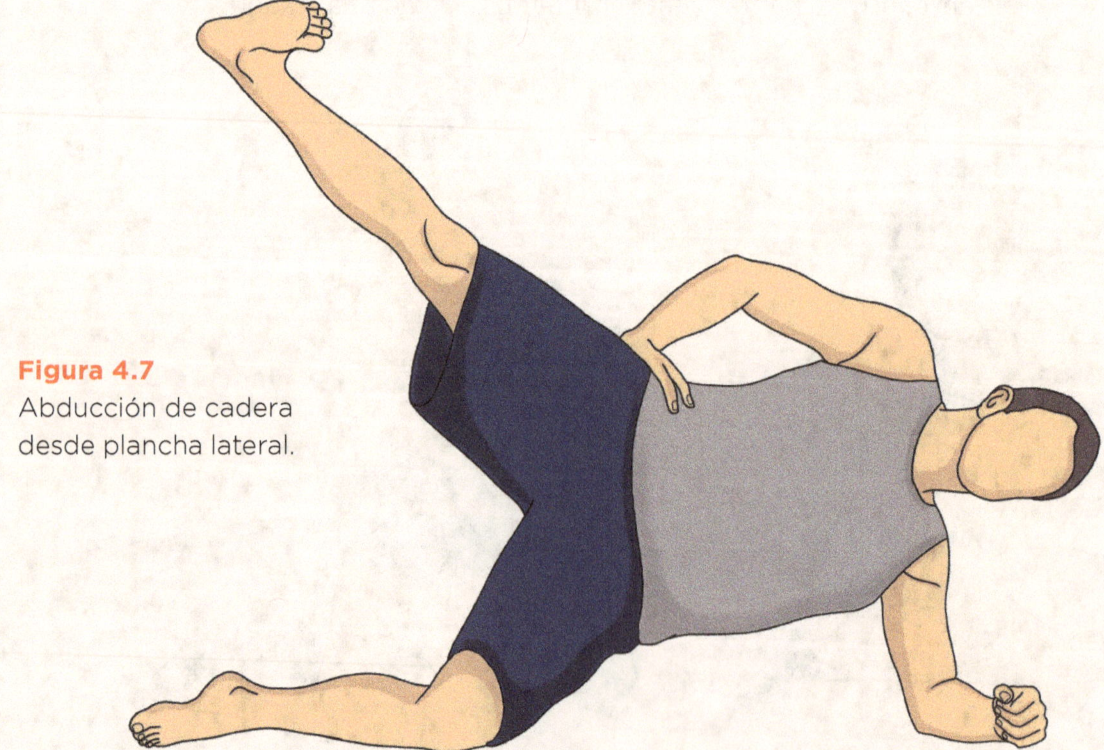

Figura 4.7
Abducción de cadera desde plancha lateral.

EXTENSIONES DE CADERA EN SILLA ROMANA O GHD

Movimiento: Extensión y flexión de caderas. Se puede realizar en una silla romana (roman chair) o un GHD (desarrollador de glúteos e isquiosurales en su traducción al español). La diferencia es que el cuerpo puede estar horizontal o a 45°.

Grupo muscular objetivo: Glúteo mayor e isquiosurales.

Función/objetivo: Si bien la extensión de rodilla carga considerablemente los isquiosurales, los glúteos siguen trabajando.

Como hacerlo: con los pies anclados y al tiempo que se busca mantener la columna neutra, buscamos extender y flexionar la cadera llevando el tronco hacia arriba y abajo. **Se procurará que la parte inferior de la pelvis apoye en el borde del aparato para que trabaje la bisagra de cadera.** Se puede modificar la postura de la columna si se busca integrar el movimiento de esta a la acción, mientras trabajemos con cargas bajas.

Cuidados: Localizar la bisagra del movimiento en la cadera y no en la columna. No apoyarse demasiado alto en el banco con la pelvis. **Posicionar el pubis un poco por delante del borde.**

Se puede generar más resistencia con: Bandas elásticas. Sosteniendo cargas.

Series y repeticiones sugeridas: 2-3 series de 10-30 repeticiones.

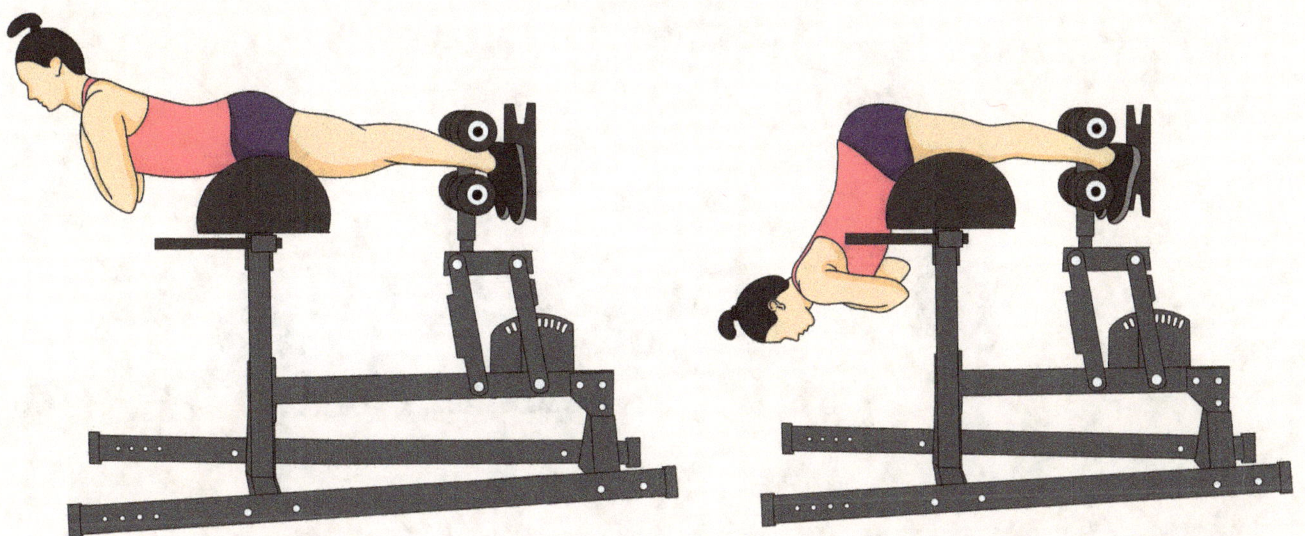

Figura 4.8
Extensión de cadera en GHD (Glute / Ham Developer).

REVERSE HYPER

Movimiento: Similar a la extensión de cadera en GHD pero al revés, se mueven los miembros inferiores con el tronco fijo (extensión de cadera).

Grupo muscular objetivo: Espinales bajos, glúteo mayor e isquiosurales.

Función/objetivo: Activar toda el tren posterior en cadena abierta de los miembros inferiores al tiempo que se mantiene la columna estable. Si mantenemos las rodillas extendidas será más dominante de isquiosurales y con las rodillas flexionadas más dominante de glúteos.

Cómo hacerlo: Agarrándonos de una superficie estable del banco y manteniéndonos sobre la pelvis, buscamos elevar los miembros inferiores tratando de evitar la excesiva extensión de la zona lumbar. En la posición superior, buscamos contraer bien los glúteos para controlar la postura y desaceleramos la bajada lo más que podemos.

Cuidados: No extender la columna en la elevación y no redondearla en el descenso. No recomendado para personas que sean intolerantes a la extensión de columna, no siendo este ejercicio necesariamente peligroso por sí mismo.

Se puede generar más resistencia con: Bandas elásticas. Cargas en tobillos o máquina de reverse hyper con cargas.

Series y repeticiones sugeridas: 3-4 series de 10-15 repeticiones.

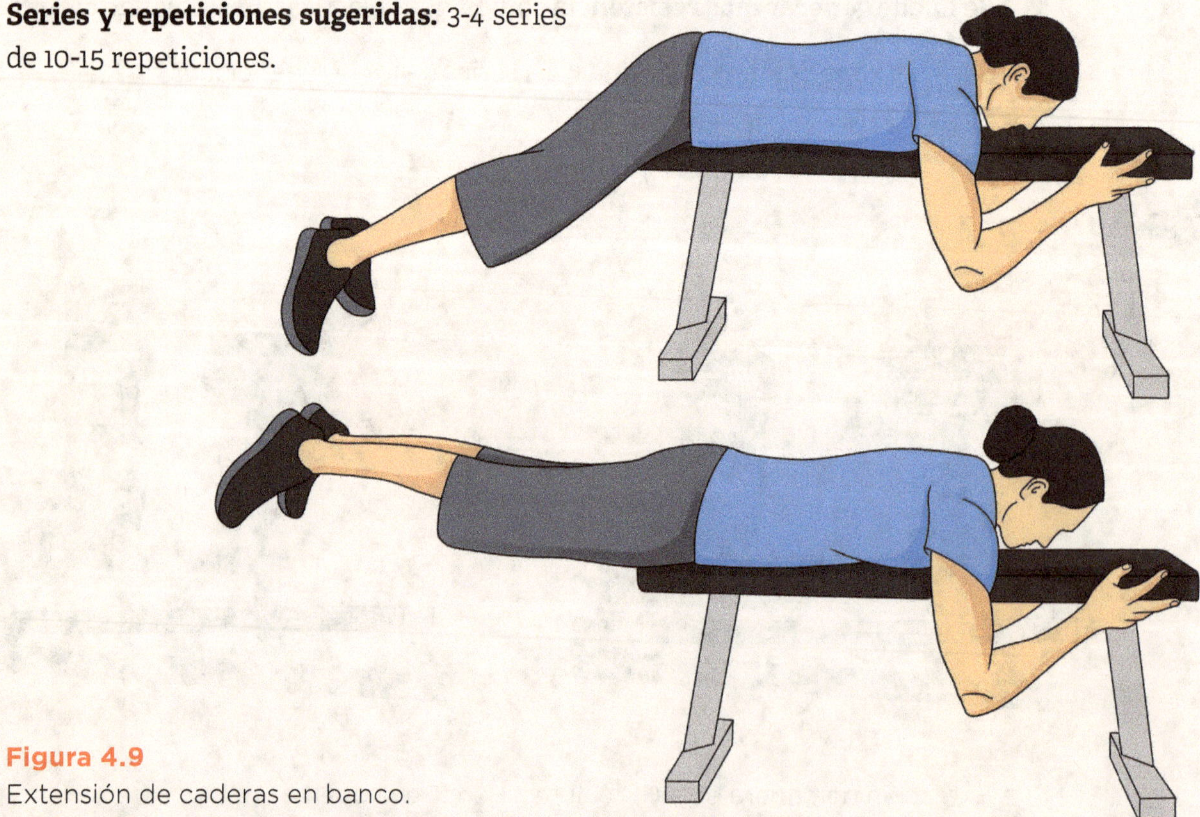

Figura 4.9
Extensión de caderas en banco.

CAMINATA LATERAL CON BANDAS

Se puede realizar con la banda por encima de la altura de las rodillas, por debajo de ellas, en pies o tobillos, siendo más difíciles estas últimas opciones por el brazo de palanca aumentado.

Movimiento: Abducción en ambas caderas.

Grupo muscular objetivo: Glúteo medio, glúteo mayor (fibras superiores), glúteo menor y tensor de la fascia lata.

Cómo hacerlo: Se puede posicionar la banda por encima o por debajo de las rodillas. Realizaremos desplazamientos laterales procurando que la estructura de los miembreos inferiores no colapse ante la fuerza aplicada de las bandas.

Cuidados: Cuidar que las abducciones no alteren la posición de la columna.

Se puede generar más resistencia con: Bandas elásticas que generen más resistencia.

Series y repeticiones sugeridas: 2-3 series de 10 repeticiones.

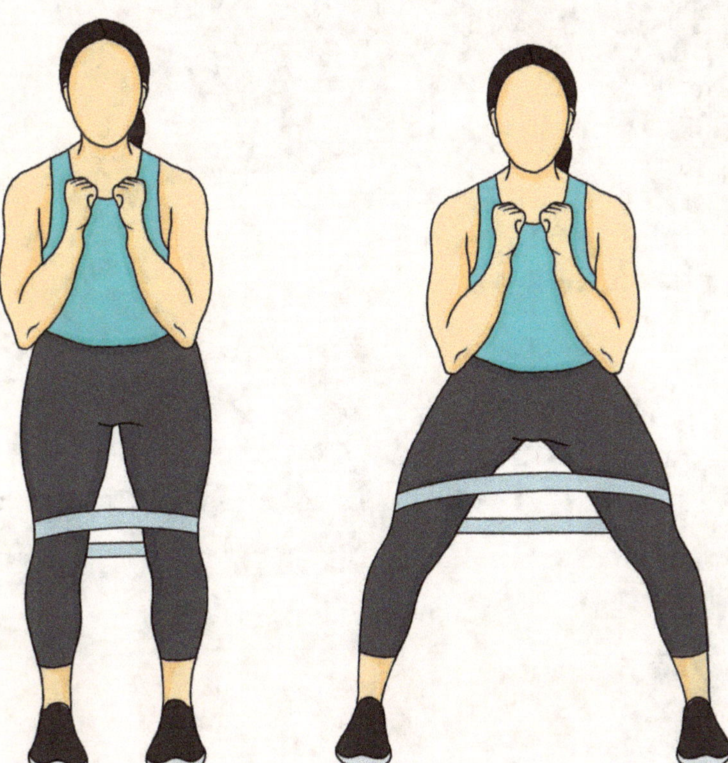

Figura 4.10
Caminata lateral
con banda elástica.

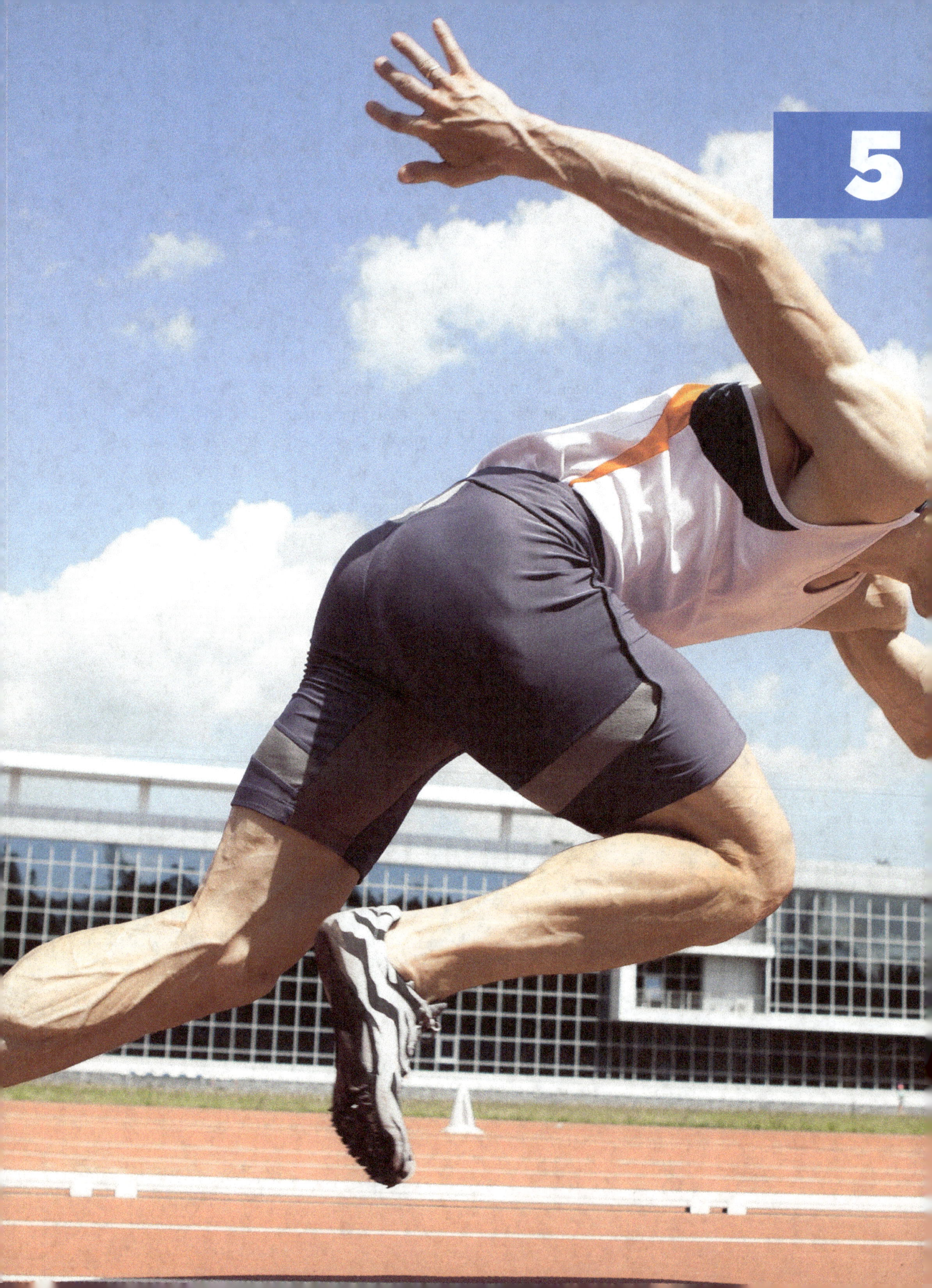
5

MECÁNICA Y ENTRENAMIENTO

La física del glúteo y cómo entrenarlo

EL DELTOIDES GLÚTEO

En resumen, hasta ahora entendimos que las fibras superiores del glúteo producen extensión, abducción y rotación externa de la cadera y las más inferiores extensión, aducción y rotación externa.

Pero recordemos que las fibras superficiales del glúteo se insertaban en la cinta (banda o tracto) iliotibial teniendo así incidencia sobre esta estructura y posiblemente sobre la pierna, que es donde terminan sus inserciones distales. Es importante destacar que las fibras que terminan en el tracto iliotibial de alguna manera podrían tener injerencia en la rodilla. El tracto iliotibial es una estructura de tejido fibroso que se extiende sobre todo el lateral del muslo hasta la tibia (14). El tracto iliotibial es la parte más gruesa y lateral de la fascia lata (estructura fascial que envuelve al muslo). Este tejido es capaz de acumular tensión durante la flexión de rodilla, gracias a su capacidad elástica.

Esto ha llevado a que algunos autores describan una estructura compuesta entre el glúteo mayor y el tensor de la fascia lata al que se ha dado el nombre de "deltoides glúteo", por la función y accionar similar al del deltoides pero en la región de la cadera.

En anatomía clásica, el tensor de la fascia lata controla indirectamente la extensión de la rodilla a través de este tejido, por lo que el glúteo mayor tendría indirectamente acción al menos estabilizadora sobre esta articulación (4). Debido a esta cintilla, el glúteo mayor también podría tener incidencia en la rotación externa de la rodilla, pero es algo que al momento no esta profundamente estudiado ni comprobado.

Al saber que estos músculos actúan y aplican tensión sobre la cinta iliotibial, cualquier problema en esta estructura (contractura, acortamiento o punto gatillo) nos da la pauta de que quizás no debamos trabajar directamente sobre este tejido (como suele hacerse) sino sobre los músculos que aplican tensión en él.

Figura 5.1

El glúteo mayor (verde) en convergencia con el tensor de la fascia lata (azul) hacia el tracto iliotibial.

RELACIONES LOCALES DEL GLÚTEO

Si describimos al glúteo mayor como una cara más superficial, otra profunda, un borde superior y otro inferior, será muy fácil relacionarlo con las estructuras que lo rodean.

Superficialmente (cercano a la superficie de la piel) se relaciona con la aponeurosis (fascia) y con la piel que se encuentra engrosada por una capa célulo adiposa generalmente muy gruesa (*Testut*).

Profundamente (alejado de la superficie) se relaciona con el glúteo medio, el piramidal, los dos geminos (gemelos), el tendón del obturador interno, el cuadrado crural, el isquión y los músculos que se insertan en él (semitendinoso, semimenbranoso, bíceps femoral y una parte del aductor mayor).

También con estructuras vásculo nerviosas como el doble paquete vásculo nervioso que sale de la pelvis por la escotadura ciática mayor (*Testut*).

En su borde superior se encuentra separado de la fascia lata, por el espacio ocupado por la aponeurosis del glúteo medio, y por debajo de esta con el propio glúteo medio.

En su borde inferior con el pliegue glúteo propiamente dicho.

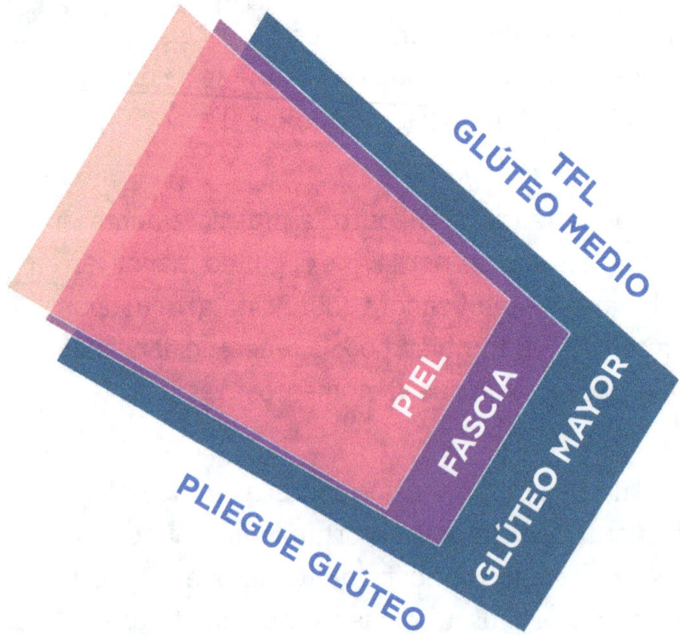

Figura 5.2
Las capas desde superficial a profundo en la zona del glúteo mayor. Hacia superior y anterior el glúteo medio y el TFL y hacia inferior el pliegue glúteo.

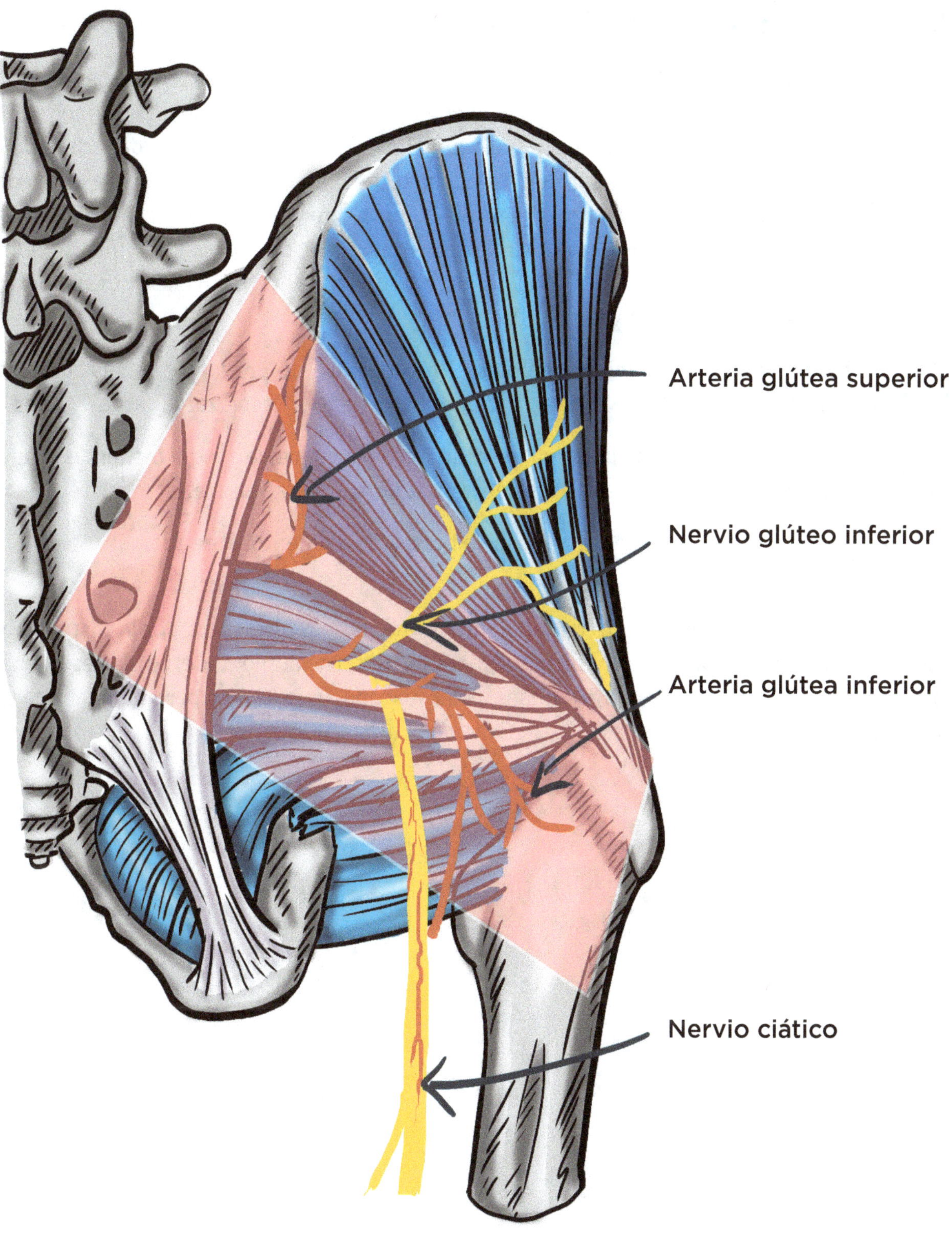

Figura 5.3
Relaciones profundas del glúteo mayor.

LAS PALANCAS DEL GLÚTEO

Cuando analizamos los brazos de momento que tiene el músculo en diferentes planos para producir diferentes acciones *(páginas 17 a 21)*, debemos tener en cuenta que nos vamos a encontrar con fuerzas internas (fuerzas producidas por el músculo, dependiendo de la distancia que posea hasta la articulación). Pero en los ejemplos de entrenamiento –y sobre todo con cargas externas– nos encontramos también con fuerzas externas (producidas por la gravedad, cargas y resistencias externas que se multiplican por la distancia desde la línea de fuerza hacia la articulación). Tenemos que entender cómo ambas interactúan entre sí para lograr la máxima activación de un grupo muscular.

1 **El brazo de momento del músculo** es el responsable de producir fuerzas internas (aquellas que nacen desde nuestro sistema), que intentan desplazar la carga externa.

2 **El brazo de momento de la carga externa** es responsable de producir fuerzas externas, que se aplican e intentan desplazar y modificar el estado de nuestro cuerpo.

Básicamente, levantar un peso es una lucha de brazos de momentos y de fuerzas internas y externas.

Como recordatorio, a mayor brazo de momento la fuerza se multiplicará por la distancia y esto podrá ser una ventaja (si es un brazo de momento interno aumentado) o una desventaja (si es un brazo de momento externo aumentado). Este conocimiento nos permitirá facilitar o dificultar un ejercicio y aumentar así la activación de un músculo.

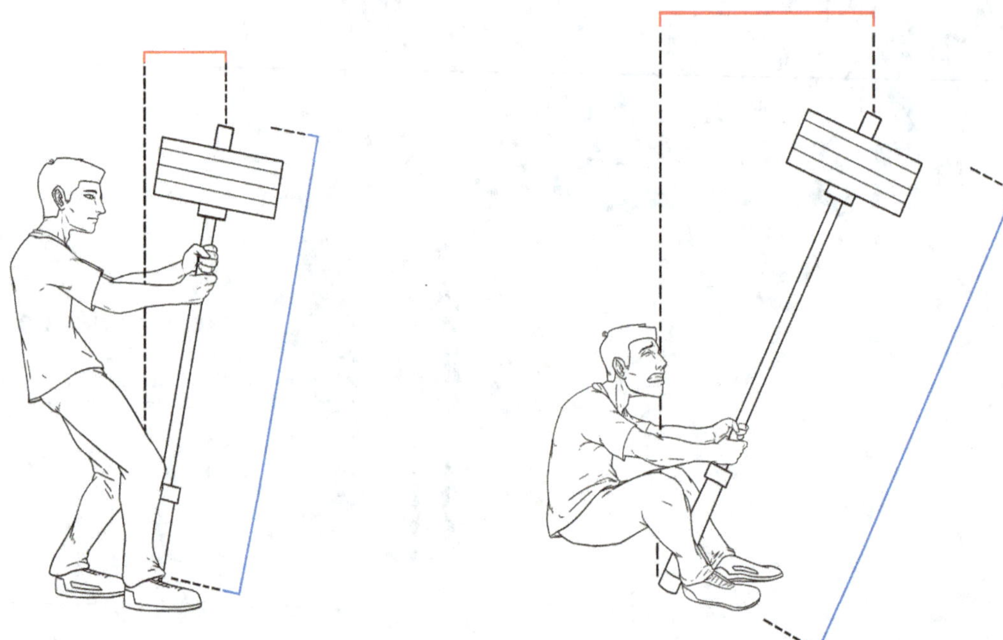

Figura 5.4
Fuerzas externas y brazos de momento externo. No se tiene en cuenta la distancia del músculo hacia la articulación, solo del elemento externo. En azul el brazo de palanca y en rojo el brazo de momento del objeto externo.

Para no confundir términos, recordemos que brazo de momento es la distancia **horizontal** entre el punto de apoyo y la aplicación de la fuerza; brazo de palanca es la distancia en línea más corta desde el punto de apoyo y la aplicación de la fuerza.

Para aplicar esto de manera práctica al glúteo y cadera, también debemos entender los principios y terminologías básicas de las palancas:

PUNTO DE APOYO = CADERA

POTENCIA = GLÚTEOS

RESISTENCIA = TRONCO + PESO + GRAVEDAD

A mayor brazo de momento externo, mayor activación y esfuerzo requerirá el músculo, y cuanto mayor brazo de momento interno, mayor efectividad tendrá ese músculo. Si el brazo de momento interno es menor al externo, el músculo deberá generar mayor fuerza para poder vencer la fuerza multiplicada de la carga externa.

En el ejemplo vemos el accionar del glúteo en el plano sagital. El brazo de momento interno (glúteo) desde las inserciones del glúteo hasta la cadera creando extensión o resistiendo flexión, y el brazo de momento externo, desde la carga hasta la cadera tratando de generar flexión en el plano sagital.

Si analizáramos otros planos, encontraríamos que, en el frontal, el brazo de momento interno (glúteo) desde las inserciones del glúteo hasta la cadera crea abducción o resiste aducción, y el brazo de momento externo desde la carga hasta la cadera trata de generar aducción. De la misma manera existe el brazo de momento interno (glúteo) desde las inserciones del glúteo hasta la cadera que crea rotación externa o resiste rotación interna, y el brazo de momento externo desde la carga hasta la cadera que trata de generar rotación interna en el plano transversal. Estas distancias y disposiciones las puedes repasar en las *páginas 17 a 21.*

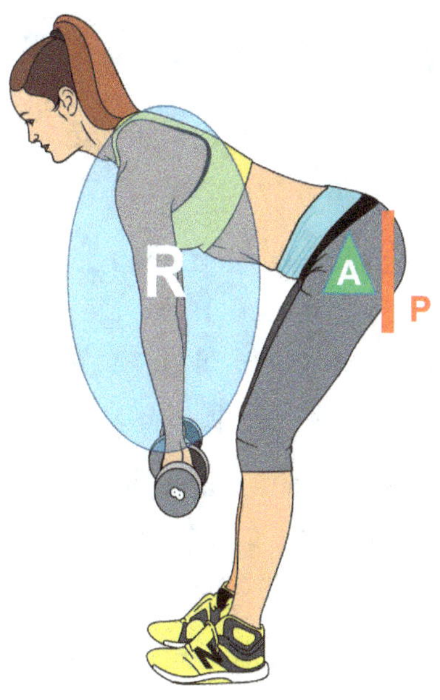

Figura 5.5

Palancas en el peso muerto. La **potencia** o fuerza motriz (en rojo) es el glúteo. El **punto de apoyo** (en verde) es la cadera. Y la **resistencia** es la carga externa.

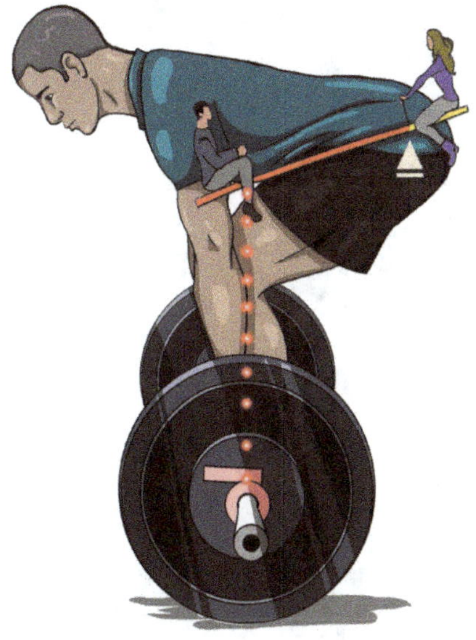

Figura 5.6

El brazo de momento interno (desde el glúteo a la cadera) se encuentra en desventaja con el brazo de momento externo (desde la barra a la cadera) lo que requerirá de mucha fuerza para vencer esta resistencia.

BIARTICULARES Y LA POSICIÓN DE LAS RODILLAS

Los músculos que llegan a los miembros inferiores pueden ser monoarticulares, biarticulares o multiarticulares.

Los **monoarticulares** atraviesan una sola articulación y, por consiguiente, tienen acción sobre esa articulación. Ejemplos en los miembros inferiores son: el pectíneo, el aductor largo, el aductor corto, el glúteo medio, el glúteo menor, la porción corta del bíceps femoral y el cuádriceps (dejando afuera al recto femoral).

Los músculos **biarticulares** atraviesan dos articulaciones y, por consiguiente, podrán tener acción en ambas articulaciones. Ejemplos en los miembros inferiores son: el recto femoral, el semimembranoso, el semitendinoso, el sartorio y el recto interno, por citar algunos.

Los músculos **multiarticulares** cruzan tres o más articulaciones, y así podrán tener acción en todas estas. Un claro ejemplo es el psoas, que atraviesa las articulaciones de varias vértebras lumbares y la cadera.

Los músculos biarticulares generan una cinética (energía debido al movimiento) importante. Traccionan ambos tendones y sus inserciones hacia el vientre muscular, influyendo sobre ambas articulaciones. Para actuar sobre una sola articulación necesita asistencia de otros músculos y pueden crear o limitar movimientos en ambas articulaciones, lo que suele denominarse insuficiencia activa y pasiva.

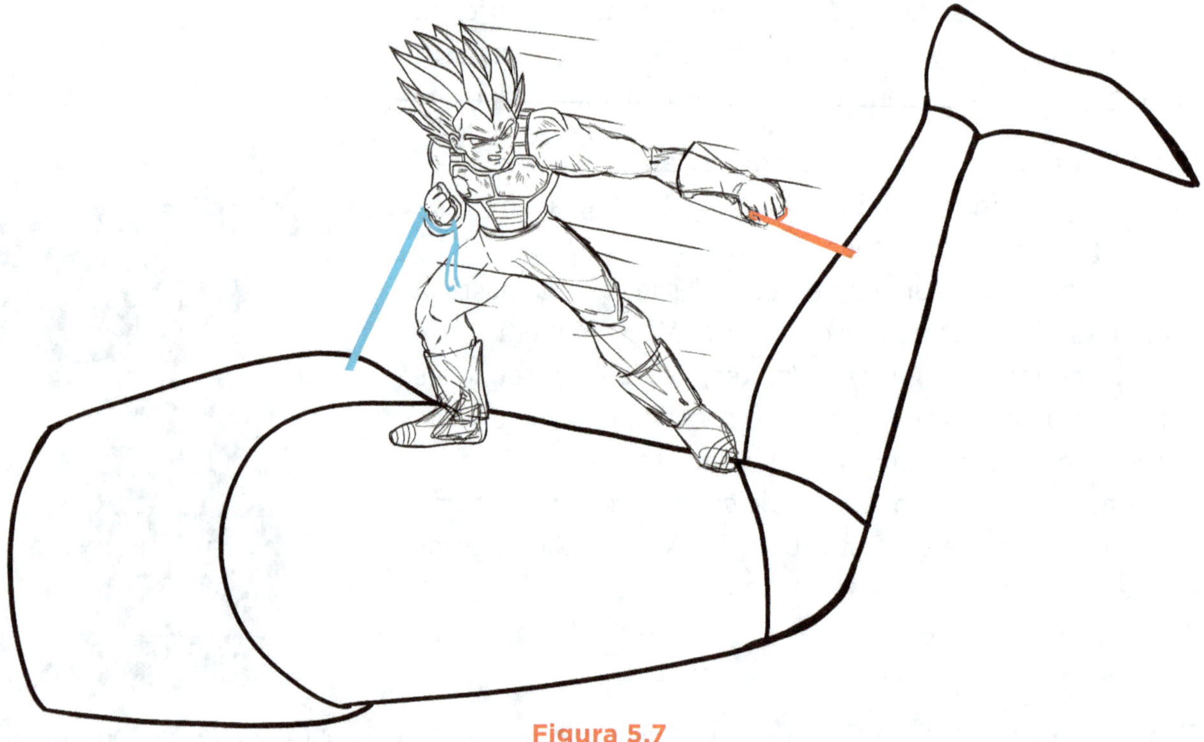

Figura 5.7

Un músculo biarticular solo podrá ser eficiente actuando en una articulación y no en dos al mismo tiempo.

La presencia de los músculos biarticulares en los miembros inferiores hace que determinados grupos musculares predominen en determinadas acciones, mientras otros se encargan de otra articulación. También, la demanda que tenga un músculo en una articulación a veces podrá facilitar o dificultar la acción de este en otra articulación.

Por ejemplo, la puesta en tensión (por estiramiento) de los isquiosurales en la cadera, luego de una flexión de esta, aumentará la eficacia de los isquiosurales como flexores de rodilla, porque el músculo es más eficiente si parte desde una posición de elongación previa.

También la extensión de la rodilla favorece la acción de los isquiosurales como extensores de la cadera. Esto se debe a que el músculo no se encuentra "trabajando" en la rodilla y de esa manera puede "encargarse" de la cadera, además de estar previamente elongado a su contracción.

En resumen, y en relación a los glúteos, cada vez que la rodilla se encuentre flexionada el grupo isquiosural tendrá que encargarse de esta articulación (ya sea por la flexión activa o manteniendo la flexión). De esta manera se presentará menor potencial de actividad en la cadera del: **bíceps femoral**, **semitendinoso**, **semimembranoso**, requiriendo para esto mayor actividad del **glúteo mayor** con el fin de producir la extensión de la cadera.

En resumen: la rodilla flexionada quita carga a los isquiosurales y se la agrega al glúteo.

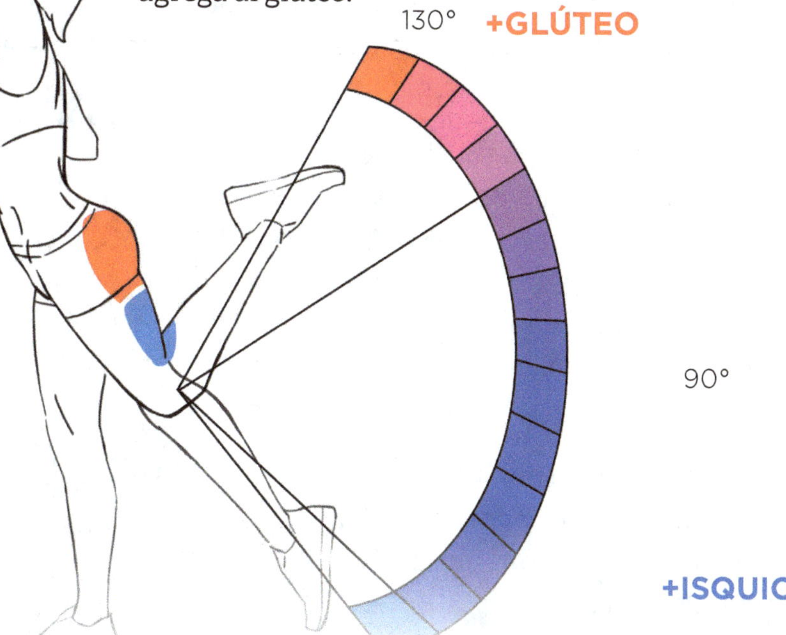

Figura 5.8

A mayor grado de flexión los isquiosurales tendrán menor incidencia sobre la cadera. Cuanto más extendida esté la rodilla más acción tendrán sobre la cadera.

VALGO DE RODILLAS

Mucho se ha hablado del valgo de rodillas. Es un término que suele usarse cuando se presenta un colapso hacia adentro de los miembros inferiores, muy notorio en una figura compuesta como la sentadilla. Valgo significa que una estructura se encuentra cercana a la línea media. Así podemos tener un acercamiento de la rodilla (*genu valgo*) hacia la línea media, lo que visualmente se interpreta como las rodillas hacia adentro. Existe también un acercamiento de la cadera (*coxa valga*) o del acercamiento del pie hacia la línea media, visto como el colapso interno de la bóveda plantar.

Al valgo de rodillas no hay que analizarlo como una acontecimiento aislado o propio de la rodilla. Tenemos que entender que la posición de la rodilla depende de las acciones comandadas y generadas en la cadera y de la variabilidad en las estructuras que le sirven de apoyo. En otras palabras, si sentimos que la rodilla no se encuentra en una posición óptima, quizás haya que revisar las fuerzas que se generan en la cadera y a la posición y estructura del pie.

Como vimos en la sección de anatomía, los glúteos tienen mucho que ver no solo en la posición y movimientos de la cadera sino también en la posición de la rodilla. No solo porque los glúteos controlan al fémur (la porción más distal de este forma parte de la rodilla) sino también porque el glúteo y la fascia lata podrían estar comandando distalmente las acciones de la tibia y la rodilla en sí.

Con respecto a la cadera y a las acciones del glúteo, este valgo puede poner al glúteo en una posición desventajosa, ya sea porque la inactividad del mismo (falta de fuerzas abductoras y rotadoras externas) lo producen o porque la posición en sí lo restringe para generar y potenciar estas acciones.

Por ejemplo si en una sentadilla, durante el descenso o ascenso, el glúteo mayor y medio no se activan en su función abductora y rotadora externa, las rodillas podrían colapsar hacia adentro. Si a esto sumamos un colapso de la boveda plantar hacia adentro, tendría el potencial de volverse inestable y con una posible reducción en la producción de fuerza.

Recordemos que esta es una descripcion analítica básica, siendo estas alteraciones en los patrones de movimiento afectados no solo por uno o dos músculos o estructuras, sino por todo el sistema.

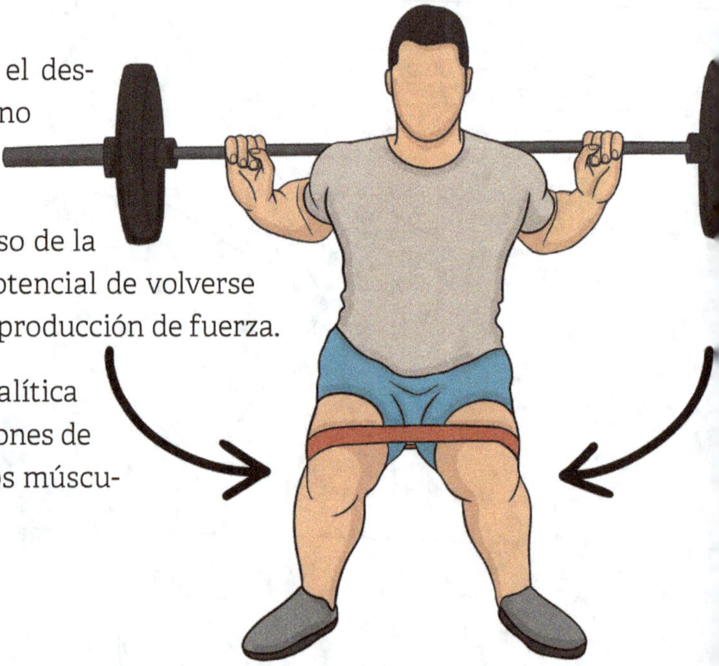

Figura 5.9
Un notable valgo de rodilla ante una carga y fuerzas externas.

SERIES Y REPETICIONES

Quizás la pregunta más realizada en la historia del entrenamiento sea: "¿Cuántas repeticiones y series debo hacer?" Se ha hablado mucho he incluso se han realizado estudios sobre la cantidad de series y repeticiones que deberían hacerse, pero debemos entender que esto siempre será diferente debido a lo que implica la intensidad de esas repeticiones para cada persona. Como una pauta básica podemos citar que el American Council of Sports Medicine sugiere "realizar al menos 2 entrenamientos por semana que involucren 2 a 3 series de entre 6 a 15 repeticiones para conseguir incrementos en la fuerza, resistencia e hipertrofia" (5). Obviamente si tu objetivo es la performance deportiva o el fisicoculturismo de elite estos números no serán suficientes, y las cantidades dependerán en verdad de los objetivos, la experiencia y los medios que uses para cumplirlos (5). Entonces serán muy diferentes las cantidades para alguien que necesite rehabilitarse en comparación con alguien que busque ganar las olimpíadas.

Es **imposible** dosificar adecuadamente series y repeticiones si no se tiene en cuenta al sujeto y los objetivos que este busca conseguir. Quince repeticiones con determinado peso serán una entrada en calor para alguien entrenado, pero podrán ser una pesadilla para una persona sedentaria. Por eso no es prudente manejarse por repeticiones que estén talladas en piedra si no entendemos qué implican esas repeticiones en nuestro sistema y, más importante, el esfuerzo que representa la ejecución de las mismas con determinada carga para determinada persona.

Entonces, ¿cuántas repeticiones hay que hacer? No te puedo dar una respuesta escrita de tipo fórmula para que repliques durante toda tu vida, pero sí puedo intentar que entiendas cómo desencriptar el funcionamiento de las series y las repeticiones y cómo esto afecta a tu sistema.

Si estamos comenzando a entrenar, lo más importante va a ser que la ejecución de los ejercicios sea biomecánicamente correcta y eficiente. La técnica y la calidad de movimiento va a ser lo prioritario, por eso no importa la cantidad sino más bien la calidad. La cantidad que hagas va a estar bien mientras te enfoques en realizar el ejercicio correctamente sin incurrir en compensaciones ni terminar las ejecuciones con una técnica inadecuada o al fallo muscular.

En los primeros meses, cualquier método que uses dará frutos porque estás pasando de un cuerpo desadaptado a uno que reacciona positivamente a cualquier estímulo. Así, incluso el entrenamiento aeróbico (como ejemplo) podrá estimular positivamente al crecimiento de tu músculo en estos primeros estadios (16).

En un entrenamiento más profundo y para conseguir el estímulo adecuado necesitamos balancear la relación entre **repeticiones** (la cantidad de veces que repetimos un ejercicio de manera continua) con la cantidad de **series** (la cantidad de veces que realizamos ese grupo de repeticiones por separado). Recordemos que a menor rango de repeticiones, necesitaremos más series por sesión y a mayor rango quizás tengamos que disminuir la cantidad de series, no solo para lograr un estímulo efectivo, sino también para no sobrepasar las posibilidades de nuestro cuerpo.

Si bien este libro trata sobre los glúteos, cuando buscamos diseñar y organizar nuestros propios entrenamientos de manera global y balanceada es conveniente trabajar por patrones de movimientos que incluyan la mayor parte de los grupos musculares. Para ordenar esto te recomiendo mi manual *El libro de las progresiones*, en donde se describen los patrones, sus músculos y el orden de dificultad.

Para determinar la cantidad de series a realizar podemos optar por un volumen **semanal** de series aproximadas que podrán ser de entre:

- 4 a 8 series por semana para un **iniciado**.
- 8 a 12 series por semana para un **básico**.
- 12 a 18 series por semana para un **intermedio**.
- 18 a 24 series por semana para un **avanzado**.

Recordemos que estamos hablando de cantidad de series **totales** repartidas **en la semana** para un patrón o grupo muscular. Así, si entrenas dos veces por semana deberás repartir esa cantidad de series en cada día. Como ejemplo, para 18 series semanales divididas en 3 días de práctica puedes repartir 6 series por cada sesión, u 8 series en una sesión y 5 en cada una de las restantes, como ejemplo. Quizás puedas trabajar más series semanales (30 e incluso hasta 40 o más) pero, en muchos casos, esto solo es posible con ayuda de sustancias exógenas.

Con respecto a la **cantidad** de ejercicios elegidos para cada patrón o grupo muscular, va a depender de la cantidad de series. Quizás a mayor número de series necesites realizar mayor cantidad y variedad de ejercicios y ante pocas series quizás pocos o un solo ejercicio.

Por ejemplo:
- Si hiciéramos 8 series, quizas nos conviene 4 series con un ejercicio y 4 con otro.
- Si hiciéramos 4 series, quizas solo 1 ejercicio.
- Si hiciéramos 10, quizas 4 con uno, 3 con otro y 3 con otro.

Si elegiste entrenar para contemplar la mayor parte del cuerpo, estarás trabajando varias series armadas en base a patrones de movimientos que impliquen la musculatura básica principal que los compone:

Empujes con miembros superiores: pectorales, tríceps y hombro.

Jalones con miembros superiores: dorsal, bíceps, espalda.

Dominancia de rodilla: cuádriceps.

Dominancia de cadera: glúteos e isquiosurales.

Core: abdominales, oblicuos, espinales, musculatura profunda y presiones internas.

Esto es un ejemplo **básico** y escuetamente descriptivo que puede tener más agregados o no, dependiendo de tus objetivos. Por ejemplo agregar empujes diferenciados entre horizontales y verticales o jalones horizontales y verticales.

En este libro hemos ido sugiriendo series y repeticiones en base al tipo de ejercicio que elegimos. Así, un ejercicio compuesto multiarticular nos permitirá mover más peso externo, trabajaremos en altas intensidades y quizás podremos realizar pocas o un rango intermedio de repeticiones. Por el contrario, uno monoarticular no tanto, y lo usaremos más para sumar grandes volúmenes de repeticiones con cargas más bajas en comparación con el anterior. Los ejercicios intermedios podrán estar en un rango medio de intensidad y repeticiones.

Con respecto a las repeticiones dentro de las series:

- Si nuestro objetivo es el **desarrollo de la fuerza**, series de entre 1 a 5 repeticiones.
- Si nuestro objetivo es el **desarrollo de la hipertrofia**, series de entre 8 a 12 repeticiones.
- Si nuestro objetivo es el **la resistencia a la pérdida de fuerza**, series de más de 15 repeticiones.

Estas recomendaciones son **muy** generales, y luego veremos que se pueden obtener buenos valores de fuerza y sobre todo de hipertrofia en todos estos diferentes rangos.

Para saber qué cargas usar a determinado número de repeticiones, y para que las mismas se consideren "repeticiones efectivas" (que produzcan el estímulo muscular adecuado), tradicionalmente se cuantifica y calcula por porcentajes de 1 repetición máxima que puedas lograr. Así, en un rango de 1 a 5 repeticiones podrás trabajar con el 87% al 100% de 1 repetición máxima que hayas podido realizar con ese ejercicio. En un rango de 8 a 12 repeticiones del 80% al 70% y en un rango de más de 15 a 50 repeticiones entre el 30% al 65%, siendo todos estos valores muy aproximados.

Si no usas estos métodos, puedes trabajar de manera aproximada tratando de que todas tus series, independientemente de la carga y las repeticiones usadas, sean cercanas al fallo. Esto se logra conociendo muy bien tu cuerpo y calculando la carga y cantidad de repeticiones como para quedar en 1 a 3 repeticiones por debajo del fallo muscular. Esto es más fácil de calcular y estimar en repeticiones bajas (>10) que en repeticiones altas (por ejemplo 25).

Así puedes trabajar, como ejemplo, todas las series con las repeticiones sugeridas mientras que siempre se encuentren cercanas al fallo.

El avance tanto en la sumatoria de repeticiones como de carga debe hacerse de manera **progresiva** para que el estrés aplicado se provea de manera **gradual**.

HIPERTROFIA

Se define a la hipertrofia muscular como el aumento de la sección transversal de las fibras (células) musculares. En otras palabras, es el aumento del volumen muscular si lo cortásemos perpendicular a su largo. Los músculos pueden tener diferentes dimensiones transversales en su disposición. Por ejemplo, la mayor porción de corte transversal del glúteo mayor se encuentra por encima de la cabeza femoral (15).

Como concepto básico comprendemos que el músculo puede crecer siendo estimulado por un rango corto de repeticiones (1 a 5), un rango medio (6 a 12), de a muchas (13 a 20) e incluso en un rango alto (21 a 50). Pero es importante tener en cuenta que las series ejecutadas deben encontrarse cercanas al fallo muscular y la intensidad debe ser lo suficientemente alta para que se produzca el estímulo adecuado (6, 12).

Cuando hablamos de **intensidad** hablamos o bien de aumentar la carga, o la velocidad, o el recorrido en la ejecución del ejercicio.

Los rangos con altas cargas externas suelen estimular a las fibras rápidas (estas experimentan hasta un 50% más de crecimiento ante un estímulo, comparado con las lentas) y los realizados con cargas bajas a las fibras lentas. Pero un extendido reclutamiento de fibras lentas (debido por ejemplo a mucho volumen de repeticiones) terminará fatigándolas, obligando finalmente a reclutar a las rápidas.

En un inicio, y luego de dominar la técnica y de haber pasado una adaptación básica, se puede usar el rango "tradicional" de hipertrofia (8 a 12 repeticiones). Las repeticiones y series podrán variar, pero es importante que estas sean repeticiones efectivas (las últimas 4 o 5 previas al fallo) o cercanas al fallo. Podemos tomar como ejemplo estas variaciones realizadas entre series y repeticiones:

- 5 series de 8 repeticiones
- 4 series de 10 repeticiones
- 4 series de 12 repeticiones
- 6 series de 8 repeticiones

Esta división dependerá sobre todo del volumen de series semanales que te has propuesto. Si estás dividiendo tu entrenamiento en unas 18 series semanales (podrían ser entre 10 a 14 para un sujeto promedio y más para un avanzado) para determinado grupo muscular y entrenas 3 veces por semana, podrás repartir en una sesión, sumando unas 6 series, según el siguiente ejemplo:

- Con un **peso pesado** 3 series de 2 a 5 repeticiones con 3 minutos de descanso entre series.
- Con un **peso mediano** 2 series de 8 a 12 repeticiones con 2 minutos de descanso entre series.
- Con un **peso liviano** 1 serie de entre 20 y 30 repeticiones.

Otra manera es separarlo en la semana, por ejemplo:

Lunes: series de alta intensidad y bajo volumen de tipo 5 x 3 repeticiones.
Miércoles: series de media intensidad y medio volumen de tipo 4 x 8 repeticiones.
Viernes: series de baja intensidad y alto volumen de tipo 3 series de 20 repeticiones.

También lo puedes periodizar –por ejemplo– teniendo series de alto volumen y baja intensidad al comienzo de tu ciclo o invertido, comenzando con series de alta intensidad y bajo volumen y terminando con series de baja intensidad y alto volumen.

Si bien todas estas propuestas podrán ser **muy variables**, recuerda que todas las series más o menos deberán estar cercanas al fallo para conseguir el máximo número de repeticiones efectivas que produzcan el estímulo adecuado, y reducir así el número de repeticiones "de desperdicio".

Todo esto podrá variar dentro del ciclo que te has propuesto (mensual por ejemplo). Encontrarás ejemplos combinados de todos estos conceptos más extendidos en la sección "Programas de Entrenamiento" de la *página 118.*

Con respecto a los glúteos, en 3 días de entrenamiento también puedes dividir, como ejemplo, uno de glúteos y rodilla dominante (sentadilla), otro de glúteos e isquiosurales dominante (rumano) y otro puro de glúteos (Hip thrust, puente de cadera) recibiendo así el músculo estímulos variados.

Se recomiendan descansos de hasta 3 minutos para las series de alta intensidad y de 1 minuto y medio a 2 minutos entre series para las intermedias, dejando los descansos más cortos para ejercicios de altas repeticiones y bajas cargas (12). Si bien la pausa corta incrementa la fatiga, sumando así estrés metabólico, puede impedir mantener la intensidad alta en las siguientes series y allí estarías perdiendo la tensión mecánica (quizás el mecanismo más importante de la hipertrofia) en cantidad de repeticiones acumuladas. Una recomendación sería:

- En los ejercicios **compuestos** descansar entre 2 y 3 minutos.
- En los **intermedios** unos 2 minutos.
- En los **monoarticulares** 1 minuto.

MECANISMOS QUE DESENCADENAN LA HIPERTROFIA MUSCULAR

Tradicionalmente se mencionan tres mecanismos por los cuales se desencadenaría la hipertrofia muscular:

1 **TENSIÓN MECÁNICA:** resistencia creada cuando el músculo se activa contra una carga externa. La tensión mecánica parece ser el factor más importante en la hipertrofia. Los mecanosensores del músculo son sensibles tanto a la magnitud como a la duración de la carga (peso aplicado al ejercicio). La tensión mecánica pude actuar directo en la señalización intracelular (cascada de procesos que culminarían con la generación de más proteínas dentro de la célula). Los básicos poliarticulares (por ejemplo, los ejercicios compuestos como los BIG3: sentadilla, banco plano y peso muerto) permitirían generar más fuerza y mayor tensión mecánica, siendo ideales para esto. El tiempo bajo carga (o sea el tiempo **total** sumado en que el músculo se encuentre bajo tensión) tambien sería un estimulo importante.

Al usar cargas altas para producir mayor tensión mecánica, se conseguirán mayores adaptaciones neurales y un estímulo de las fibras rápidas. A mayor tensión mecánica, menor será el rango de repeticiones que podremos ejecutar.

2 **ESTRÉS METABÓLICO:** producido por la acumulación de metabolitos (productos generados dentro de la célula muscular como el lactato, $H+$) que se inducen por el ejercicio con cargas, al requerir la glucólisis anaeróbica (oxígeno independiente). O sea, todo ejercicio con cargas que al extenderse en el tiempo requiera usar esta vía energética, generando diferentes productos de desecho que obligan a la célula muscular a adaptarse.

Al usar cargas más bajas para producir estrés metabólico, se conseguirá una mejora de la resistencia, gracias al alto volumen de repeticiones, pero esto tendrá poca transferencia a mejoras relacionadas con la fuerza.

Si bien se podrían conseguir ganancias en ambos rangos de trabajo, un rango medio de repeticiones (como el clásico que va de 8 a 12) compartiría la tensión mecánica con el estrés metabólico, obteniendo así 2 de los mecanismos principales de la hipertrofia. En la medida en que se aumentan las repeticiones, el trabajo es más glucolítico pero las fuerzas no serían las suficientes para reclutar unidades motoras altas (a no ser que se logre fatigar las lentas con un gran volumen de trabajo para requerir la asistencia de las rápidas). El rango medio provee estos dos estímulos, pero eso no quita que los otros dos rangos no sean útiles. Existen sujetos que consiguen la hipertrofia por medio del uso de todo el rango de repeticiones, siendo esto muy dependiente del tipo de composición de las fibras del sujeto, modalidad de trabajo y su genética.

3 **DAÑO MUSCULAR:** el daño podría producir adaptaciones en la célula al sufrir procesos inflamatorios y el requerimiento de células satélites para las reparaciones posteriores, pero en exceso es peligroso. El trabajo excéntrico podría producir el daño necesario para que se produzcan estos procesos.

Al comienzo del entrenamiento de una persona sedentaria, el sistema neuromuscular se encuentra desacondicionado y responde bien a cualquier estímulo. Así que no hay que entusiasmarse pensando que por realizar una actividad de muy baja intensidad y conseguir con ella una adaptación esto será para siempre.

Si tu objetivo no es ser un fisicoculturista profesional, pero quieres tener buenas ganancias, un buen programa sería trabajar en el espectro de 1 a 20 repeticiones, no siendo tan importante el número de repeticiones por serie sino el volumen total y la intensidad con la que se ejecuten estas repeticiones. Si las series son cortas tendrá que tener más peso para ser más intenso y mantenerse cercano al fallo. Podrán ser incluso hasta 20 repeticiones o más, pero es importante que las últimas repeticiones estén cercanas al fallo para que sean efectivas.

En resumen, mientras trabajes entre un 30% y un 80% de tu máximo puedes generar cambios musculares. En la medida que trabajes en porcentajes bajos te puedes volver fuerte pero no **muy** fuerte.

Otra manera más intuitiva es que trabajes series de entre 1 a 20 repeticiones en las que en cada serie estés cercano al fallo. De esta manera aún puedes generar cambios musculares.

Si quieres obtener resultados superiores deberás indagar más sobre la metodología de entrenamiento. Para un conocimiento más profundo recomiendo bibliografía especializada sobre este tema (*Schoenfeld*, *Contreras*, etc.) y una atención especial a la alimentación, suplementación y fundamentalmente el descanso adecuado.

ASIMÉTRICOS

Calificaremos como asimétricos a todos aquellos ejercicios en donde la acción de el o los músculos y/o la posición del cuerpo no sea la misma entre el lado derecho e izquierdo.

Los ejercicios simétricos suelen presentar un déficit en relación con los asimétricos. Esto significa que la fuerza que podemos realizar con dos extremidades al mismo tiempo es menor en proporción a la que podemos realizar con una sola.

Los ejercicios asimétricos requieren mayor coordinación y, muy importante, un extensivo trabajo de estabilización. En otras palabras, en un ejercicio asimétrico estaremos requiriendo no solo a la musculatura principal **movilizadora** sino tambien el accionar de la musculatura **estabilizadora**, siendo esta una elección quizás más adecuada para corregir asimetrías en ambos lados del cuerpo.

Nuevamente, el orden presentado es estrictamente analítico; el orden en el que estos ejercicios son ordenados y practicados no necesariamente tendrá que ser este.

- Estocada
- Puente de glúteos a un apoyo
- Step up
- Sentadillas búlgaras

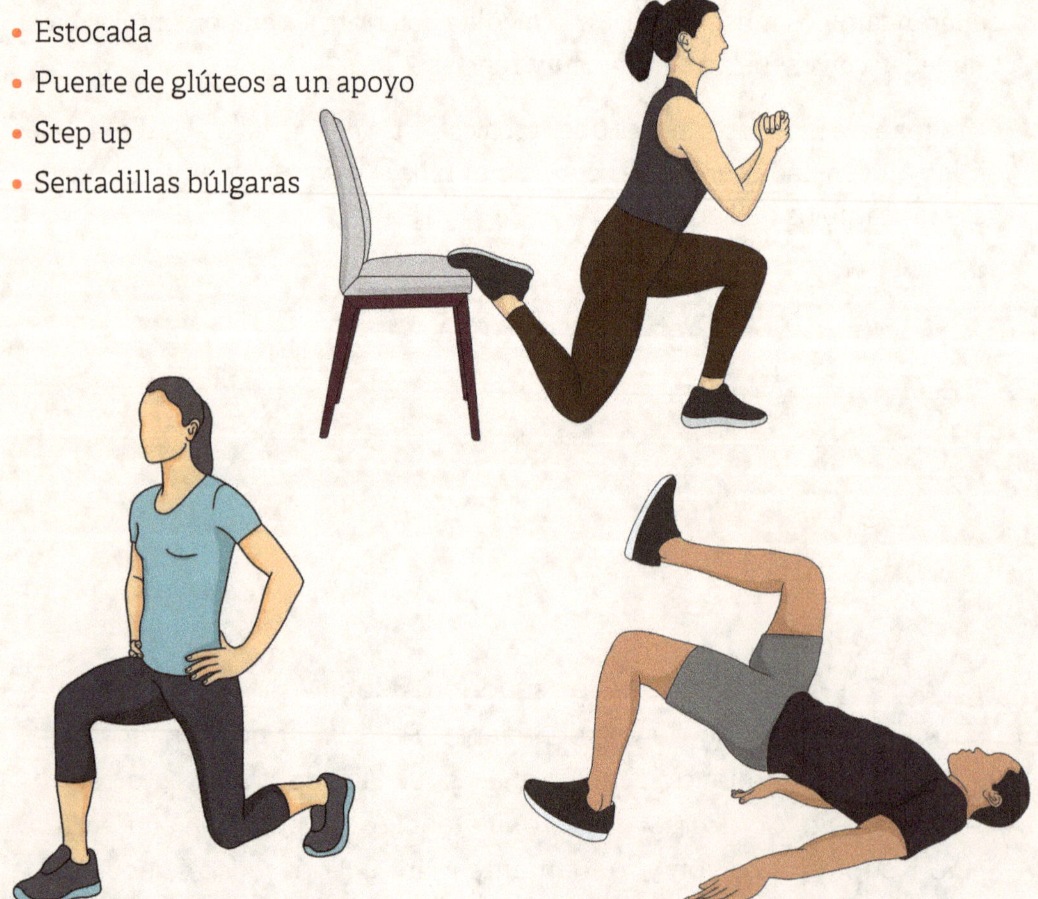

ESTOCADA

Lo que conocemos como estocadas o "Lunge" pueden ser desplazamientos con un miembro inferior hacia adelante o hacia atrás. Cuando hablamos de "split squat" es solo de arriba y abajo.

Movimiento: Flexión y extensión de cadera.

Grupo muscular objetivo: Glúteo mayor, grupo glúteo, cuadrado lumbar, cuádriceps e isquiosurales.

Función/objetivo: Menos limitantes técnicos de ejecución que el squat. Son bien tolerados y seguros para la mayoría de las personas.

Cómo hacerlo: Cuanto menos flexión se presente en la rodilla y mayor en la cadera más trabajo en el glúteo obtendremos. Procuraremos mantener la tibia perpendicular al suelo y los pies separados entre sí. Un paso más corto será más dominante de rodilla y uno más largo y con mayor inclinación del tronco, más de cadera.

Cuidados: Mantener la columna neutra. Mantener la pelvis nivelada. Acercar la rodilla al suelo sin apoyarla. Mantener alineado el eje del pie con la rótula.

Variantes: En el lugar, avanzando, retrocediendo, caminando y de costado.

Series y repeticiones sugeridas: 3 series de 8-20 repeticiones.

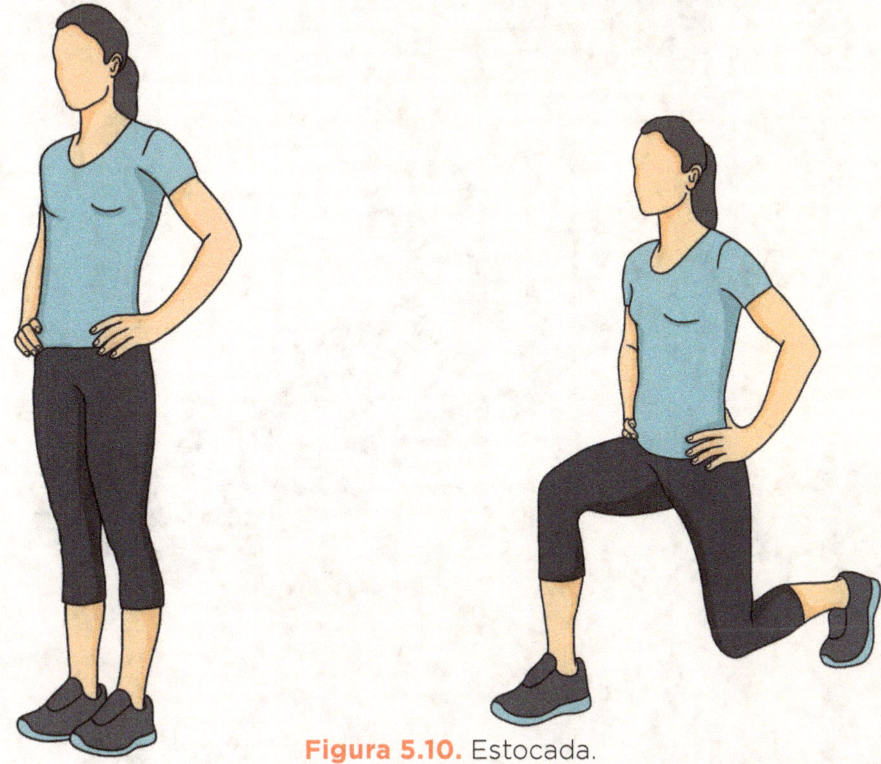

Figura 5.10. Estocada.

PUENTE DE GLÚTEOS A UN APOYO

Misma estructura y beneficios que el puente con dos apoyos, pero con un mayor trabajo no solo del glúteo del lado activo, sino también de los estabilizadores.

Movimiento: Flexión y extensión de una cadera.

Grupo muscular objetivo: Glúteo mayor, grupo glúteo. Isquiosurales y cuádriceps en menor medida.

Función/objetivo: Extensión de cadera con más carga sobre un lado y actividad estabilizadora aumentada. Corrección de asimetrías.

Cómo hacerlo: Desde la misma posición del puente con dos pies apoyados, levantamos un pie del suelo y realizamos la extensión de cadera. El miembro inferior elevado puede llevarse bien cercano al abdomen para, por inervación recíproca cruzada, activar más el glúteo que está actuando.

Cuidados: Mantener la columna neutra y la pelvis nivelada.

Series y repeticiones sugeridas: 2-3 series de 8-15 repeticiones.

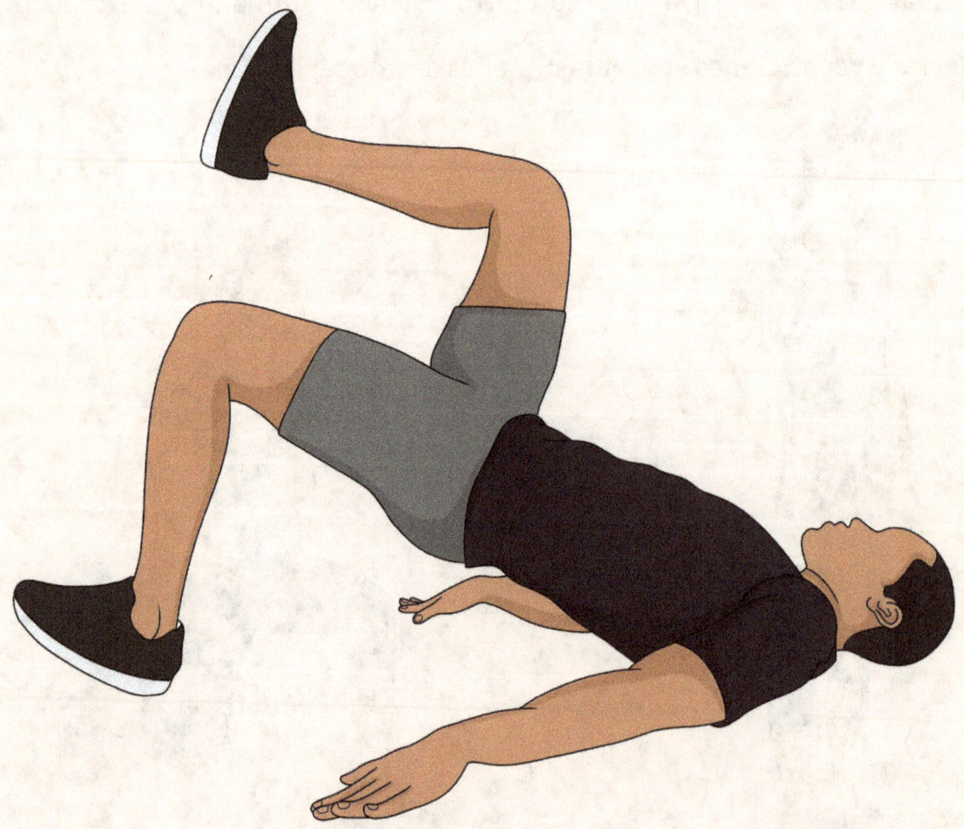

Figura 5.11. Puente de cadera a un apoyo.

ELEVACIONES Y ÁNGULOS

Trabajar con elevaciones es una estrategia que puede usarse no solo en el puente de glúteos básico, sino también en el hip thrust y en todas las variantes de estos ejercicios.

El cambio de altura tiene como objetivo básico generar más recorrido (ROM = range of movement). De esta manera obtenemos mayor tensión mecánica durante más tiempo y se aprovecha todo el rango de acción articular.

La elevación también permite comenzar el ejercicio con el músculo previamente estirado a la contracción.

Algunas estrategias de elevación pueden ser:

Pies elevados: puede casi duplicar el rango de movimiento de la cadera. Incrementa la activación de los isquiosurales y reduce el trabajo de los cuádriceps.

Tronco elevado: La cadera comienza en una posición previa de flexión, ganando así más ROM previo a la contracción y extensión final. El músculo parte desde una posición más elongada.

Pies y tronco elevados: Con mayor dificultad de ejecución se potencian los dos puntos anteriores.

Las elevaciones pueden nuevamente usarse como estrategia para otros ejercicios y así aumentar el rango de movimiento: ranas, puentes de cadera, hip thrust, etcétera.

Todo lo que sea elevado y además asimétrico será desafiante al incrementar las demandas de estabilización, pero requerirá más control del equilibrio y del accionar del core para evitar compensaciones en el tronco.

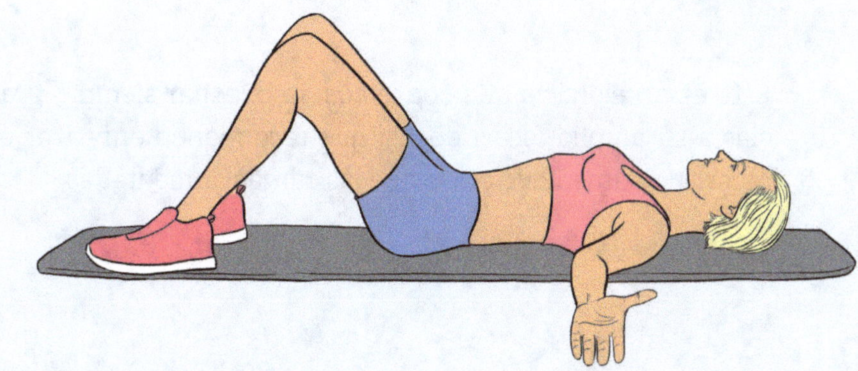

Figura 5.12
Tres ángulos diferentes al trabajar con elevaciones.

STEP UP

Movimiento: Flexión y extensión de rodilla y cadera.

Grupo muscular objetivo: Cuádriceps, glúteo mayor e isquiosurales.

Función/objetivo: Potente reclutador del muslo/glúteos. Transferencia a patrones funcionales diarios como subir escaleras o subirse a superficies elevadas. Movilidad de cadera.

Cómo hacerlo: Mantener la flexión de cadera en la bajada, con la columna neutral pero el tronco inclinado hacia adelante (esto cargará más los glúteos). Controlar el movimiento de descenso, que no sea una caída descontrolada. En la posición superior procurar extender por completo la rodilla y las caderas.

Cuidados: Mantener la columna neutra. Mantener la pelvis nivelada. No ayudarse mucho con el pie que apoya en el suelo. Mantener alineada la rodilla con la punta del pie apoyado en el cajón y mantener la planta del pie completamente apoyada en el cajón.

Variantes: Se puede sobrecargar elevando la altura del cajón (aumentando así la flexión inicial de la cadera y rodilla).

Con otras herramientas: se pueden usar mancuernas, kettlebells o cargas simétricas o asimétricas, sosteniéndolas o colgando.

Se pueden usar cuerdas o bandas para asistirse tanto en la subida como en la bajada.

Series y repeticiones sugeridas: 2-3 series de 8-12 repeticiones. Se puede ir agregando peso de forma progresiva, jugando con aumentar el peso y reducir las repeticiones.

Este es un ejercicio que podremos aprovechar siempre gracias a su amplio recorrido, así que recomiendo enfatizar el recorrido aumentado antes que las cargas aumentadas.

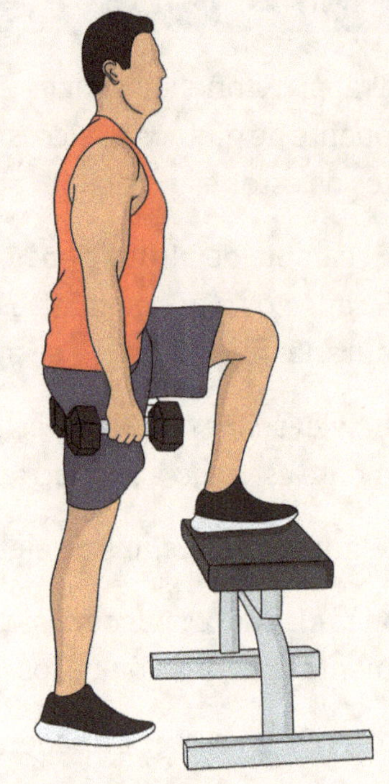

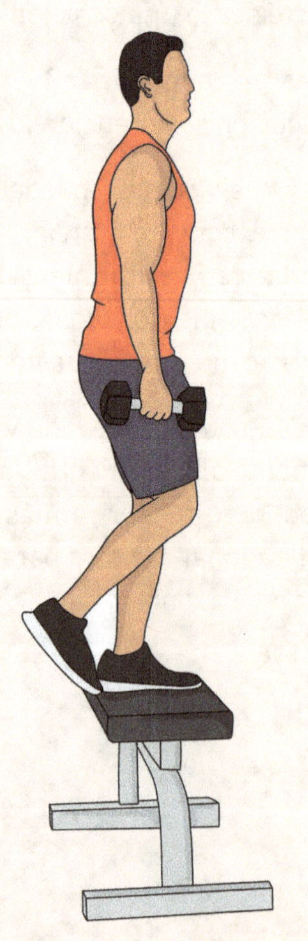

Figura 5.13. Step up.

SENTADILLAS BÚLGARAS

Similar a una estocada pero con mayor carga sobre el miembro inferior adelantado, al tiempo que se mantiene el pie atrasado apoyado en altura. Al estar más alejados los puntos de apoyo, requiere más control de equilibrio y mayor esfuerzo de la musculatura actuante.

Movimiento: Flexión y extensión de rodilla y cadera.

Grupo muscular objetivo: Cuádriceps, glúteo mayor e isquiosurales. Glúteo medio y cuadrado lumbar, para estabilizar la pelvis lateralmente.

Función/objetivo: Estirar el músculo bajo tensión. Transferencia a patrones funcionales diarios como subir escaleras, o subirse a superficies elevadas. Movilidad de cadera.

Cómo hacerlo: Similar a la estocada pero procurando mantener el pie atrasado apoyado en elevación con la rodilla un poco por detrás de la misma cadera. La pierna adelantada perpendicular al suelo o ligeramente inclinada hacia adelante.

La carga recaerá principalmente en el miembro adelantado, por eso es muy importante estabilizar los posibles movimientos laterales de la rodilla.

Cuidados: Mantener la columna neutra. Mantener la pelvis nivelada. No ayudarse mucho con el pie apoyado en elevación. Mantener alineada la rodilla con la punta del pie apoyado, que debe encontrarse con la planta completamente apoyada.

Variantes: En déficit, con los dos pies sobre una superficie elevada y la rodilla que desciende por debajo de estas elevaciones en la bajada.

Con otras herramientas: mancuernas o cargas bilaterales o unilaterales.

Ajustes: A mayor flexión de cadera al inclinar el tronco hacia adelante se consigue más dominancia de cadera, cargando así un poco más al glúteo. Acercando más el pie, se consigue más flexión de rodilla y mayor dominancia en esta. En este caso la rodilla sobrepasará un poco la punta del pie.

Series y repeticiones sugeridas: 2-3 series de 8-12 repeticiones. Se puede ir agregando peso de forma progresiva, jugando con aumentar el peso y reducir las repeticiones.

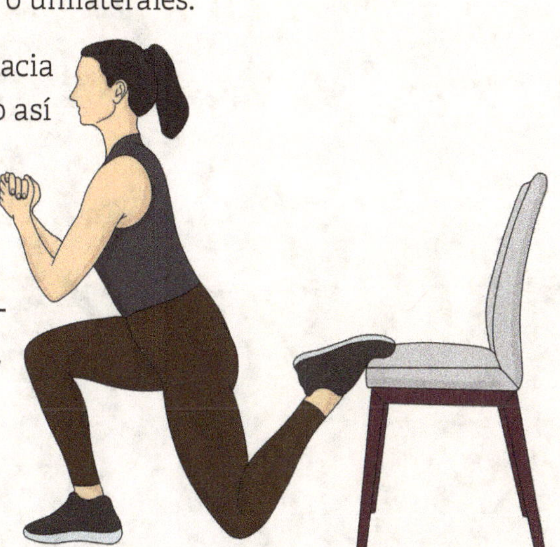

Figura 5.14
Sentadillas búlgaras sin cargas externas.

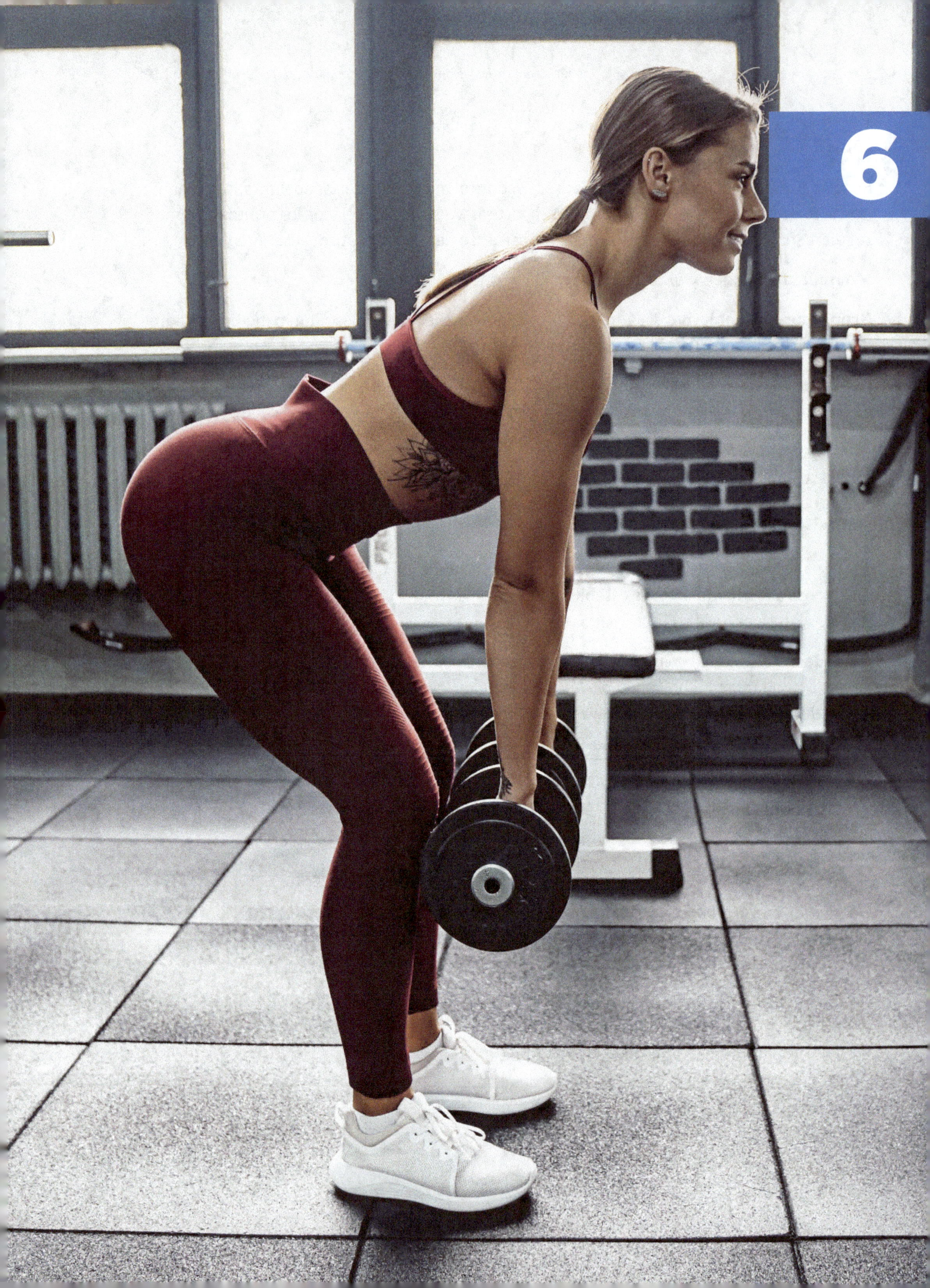
6

INTEGRANDO EL SISTEMA

Vías anatómicas y ejercicios compuestos

Ya hemos estudiado al glúteo como una estructura aislada y única que posee acciones en la articulación de la cadera y determinadas relaciones con las estructuras circundantes. Pero la relación del glúteo no es solo con estructuras con las que tiene contacto sino que puede incidir en otras muy alejadas de su ubicación.

Una de las inserciones del glúteo era sobre la fascia toracolumbar. Esta estructura, que envuelve al dorsal ancho, lo conecta con el hombro del lado opuesto, estableciendo así una cadena miofascial (músculo fascia) que conectaría estas dos estructuras dispuesta como un X en nuestra espalda. Las inserciones proximales del glúteo mayor en la fascia toracolumbar no solo estabilizan la zona sacroilíaca sino también transfieren fuerzas entre los miembros y el tronco (6).

En el Capítulo 5 establecimos que el glúteo poseía inserciones en la banda iliotibial, por lo que se especula que podría tener algún tipo de control no solo sobre los movimientos de la rodilla sino también, de manera indirecta, de la posición de la pierna y el resto del miembro inferior,

Al comandar el movimiento de retroversión de la pelvis, el glúteo mayor está de alguna manera también modificando indirectamente la posición de las curvas de toda la columna, inclusive hasta la cabeza.

VIAS ANATÓMICAS QUE INTERACTÚAN CON LOS GLÚTEOS

La teoría de las vías anatómicas usa las estructuras descritas en la anatomía clásica pero interpretadas desde el punto de vista de la función, sin limitarse solo a las estructuras musculares sino además expandiéndose a las fascias, tendones, ligamentos y huesos como elementos transmisores de fuerzas como si de cadenas se tratara.

El concepto se contrapone con la descripción aislada y analítica que hemos venido haciendo durante el libro (en el que describíamos que una estructura cumplía una sola función), pero nos sirve para integrar el glúteo al resto del sistema.

Dentro de todas estas vías que recorren el cuerpo, encontramos dos en donde el glúteo forma parte de una autopista más grande de movimiento:

LA LÍNEA LATERAL

Sostiene los lados del cuerpo equilibrando no solo derecha e izquierda, sino también la región anterior y posterior. Participa dinámicamente en las inclinaciones y abducciones.

Va desde la región posterior de la oreja, desciende dibujando por el lateral del tronco líneas que se cruzan en forma de "X" sobre las costillas. El glúteo mayor y el TFL conectan con la pared lateral del muslo y la tibia y termina cruzando la planta del pie en una diagonal de lateral a medial.

- Mastoides
- Esplenio y ecom
- 1° y 2° costilla
- Intercostales internos
- Intercostales externos
- Costillas
- Oblicuos
- Cresta ilíaca
- Espinas ilíacas

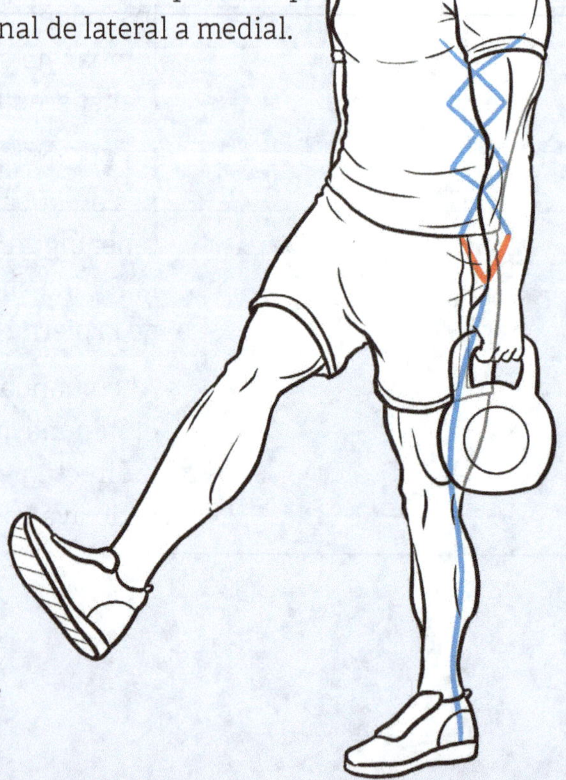

Figura 6.1

La cadena o vía lateral activada ante la carga de ambos lados y la posición sobre un pie.

- Glúteo mayor
- TFL
- Fascia iliotibial
- Cóndilo tibial lateral
- Ligamento lateral
- Cabeza del peroné
- Peróneos
- Base 1 y 5 metatarsiano

La línea lateral estará involucrada principalmente con todas las acciones globales de estabilidad lateral y abducción que pueda aportar o proveer el glúteo mayor en conjunción con todas las otras estructuras de la via.

LA LÍNEA FUNCIONAL POSTERIOR

Una línea funcional está más relacionada con los movimientos amplios y no tanto con la estática. El glúteo mayor conectado al dorsal ancho opuesto (a través de la fascia toracolumbar) como estabilizador posterior, como conector de la pelvis con el hombro y como transmisor de un miembro inferior al superior opuesto.

- Húmero
- Dorsal ancho
- Fascia toracolumbar
- Fascia sacral
- Sacro
- Glúteo mayor
- Fémur
- Vasto lateral
- Rótula
- Tendón subrotuliano
- Tuberosidad de la tibia

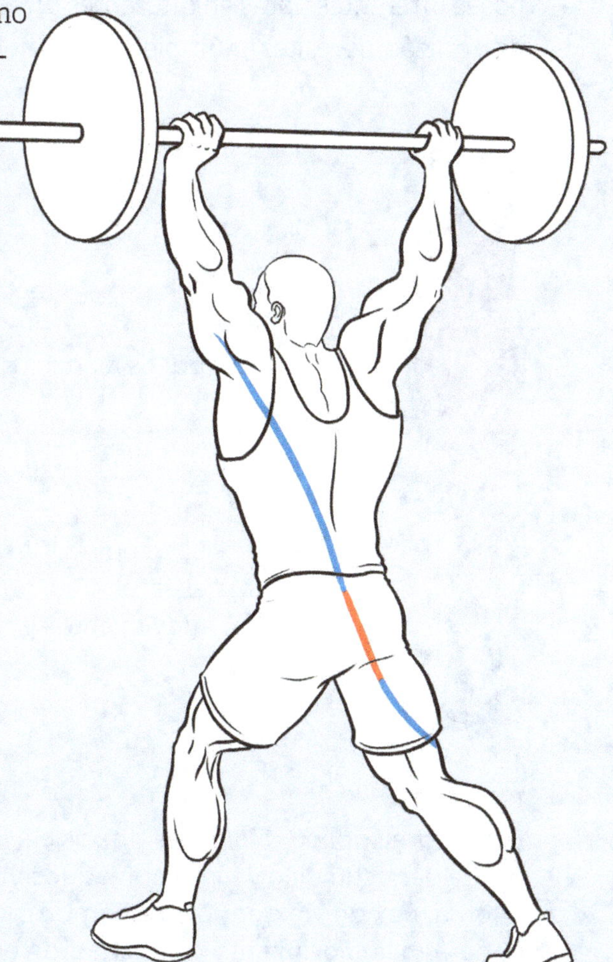

Figura 6.2
La via funcional posterior conectando lados posteriormente.

DIFERENTES ENTRENAMIENTOS SEGÚN LA FORMA DEL MÚSCULO

Cuando la forma del músculo y la disposición de sus fibras es muy variada, como en el caso del glúteo mayor, quizás necesitemos más movimientos y más ejercicios para poder atacar a todas sus fibras.

Músculos que poseen diferentes direcciones de fibras pueden generar más de un movimiento e incluso movimientos opuestos en una misma articulación, como por ejemplo:

- Pectoral
- Deltoides
- Glúteo mayor

Cuando te encuentras con un músculo que posee diferentes fibras en diferentes direcciones quizás necesites múltiples movimientos en multiples direcciones para poder estimular al máximo todas las fibras de ese músculo.

Si la orientacion de las fibras es en la misma dirección y tienen una estructura similar, quizás la gran mayoría de estas fibras realicen el mismo movimiento. Esto hará que en términos prácticos requieran menos ejercicios para ser estimulados. Como ejemplo, los gemelos son responsables de generar la extensión del tobillo, lo que produce un solo tipo de movimiento en una sola articulación. Por lo tanto no será un músculo "complicado" de entrenar. En cambio el glúteo o el deltoides, al tener potencial de generar muchos movimientos, quizás requieran más ejercicios para un estímulo completo.

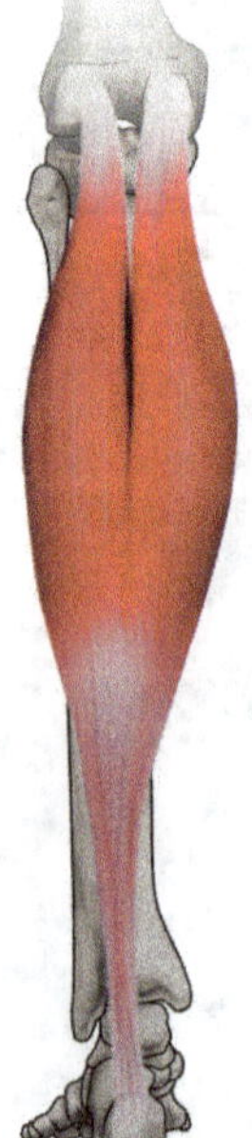

Figura 6.3
El gemelo, con una sola dirección de fibras, solo requiere un movimiento y pocos ejercicios.

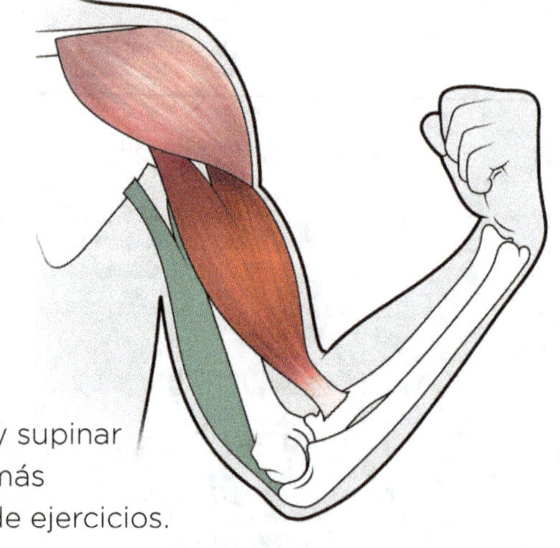

Figura 6.4
El bíceps, al flexionar el codo y supinar el antebrazo, quizás requiera más movimientos y más variedad de ejercicios.

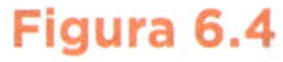

Figura 6.5
El pectoral, por su diferentes disposiciones de fibras, podrá ser estimulado tanto con aducción, rotación interna, flexión y extensión de hombro, lo que genera más movimiento y variedad de ejercicios.

EJERCICIOS COMPUESTOS

Definimos a los ejercicios compuestos como aquellos en donde es necesario usar muchas articulaciones, o grupos musculares o patrones de movimiento combinados para poder realizar una acción. Estos ejercicios, denominados "compound exercises" en inglés, permiten mover grandes magnitudes de cargas y por consiguiente son los preferidos para generar una mayor tensión mecánica, teniendo como efecto colateral la generación de mucha fatiga y estrés global durante su ejecución a altas intensidades.

La gran mayoría son ejercicios simétricos, lo que nos permitirá obtener una intensidad alta gracias a sus menores requerimientos de estabilización y coordinación, pero la gran mayoría también posee una versión/variante asimétrica y/o unilateral.

- Box squats
- Squat
- Goblet
- Sumo
- Buenos días

- Peso muerto
- Empuje de trineo
- Rumano
- Hip thrust
- Swing

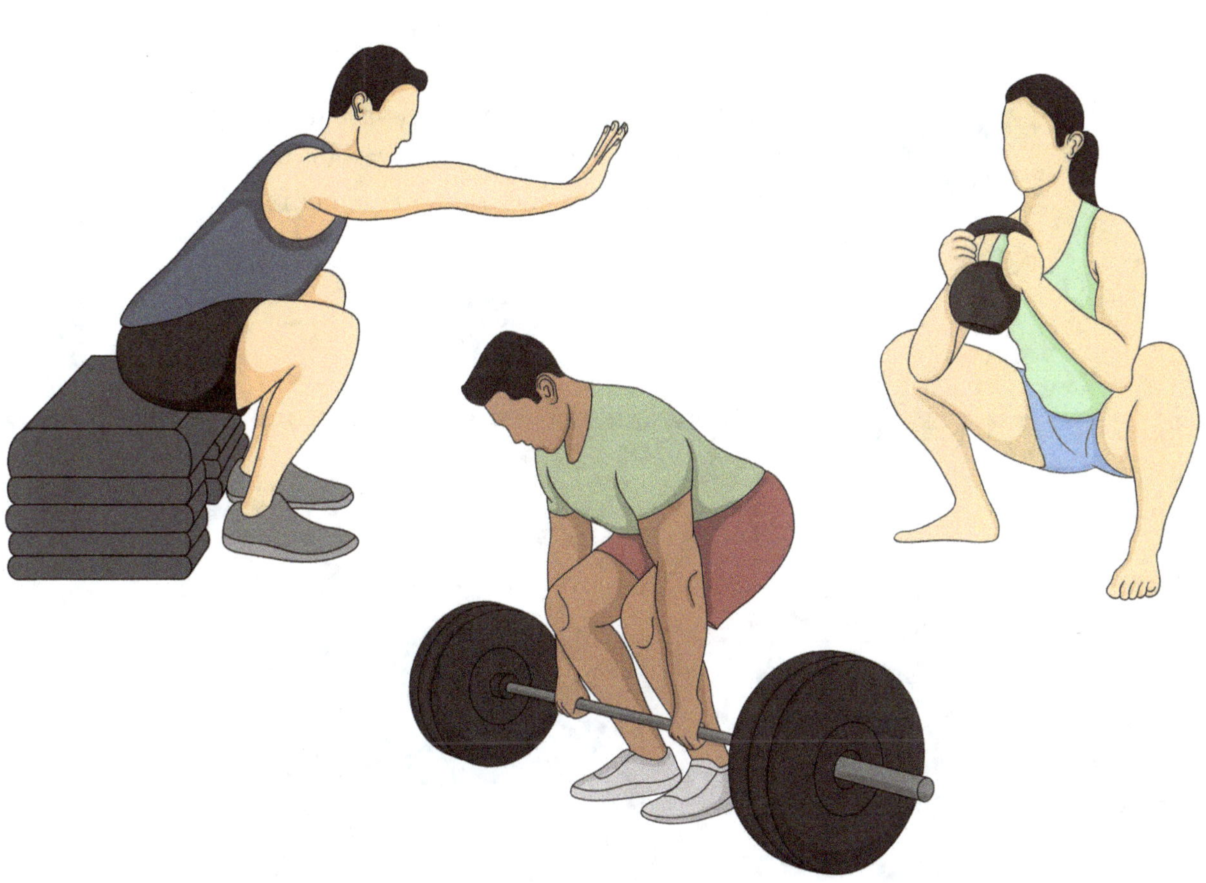

SENTADILLAS

Las sentadillas son uno de los ejercicios para miembros inferiores más conocidos. Se podrán ejecutar en tres variantes básicas, obteniendo diferentes ventajas mecánicas, dependiendo de las particularidades de cada cuerpo.

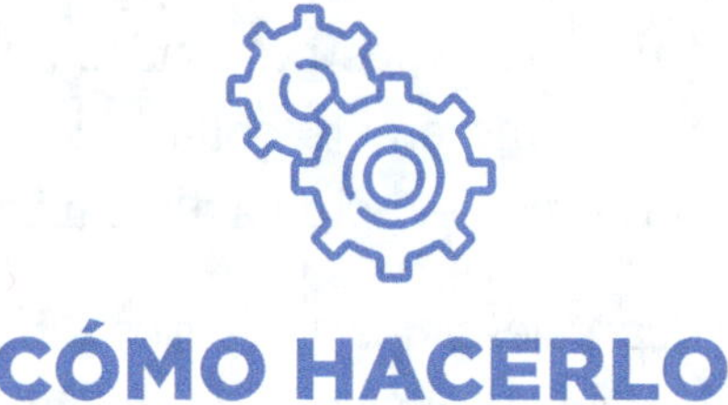

CÓMO HACERLO

1 Descender flexionando en simultáneo tanto las caderas como las rodillas y los tobillos sin que se presenten compensaciones en el tronco.

2 Mantener la posición "profunda" que está definida por el declive del muslo, midiendo desde la rótula hasta la articulación de la cadera.

3 Mantener las bóvedas plantares estables y las rodillas alineadas con la punta de los pies.

4 Solicitar activamente las fuerzas de abducción y rotación externa en las caderas, para evitar que los miembros inferiores colapsen hacia medial.

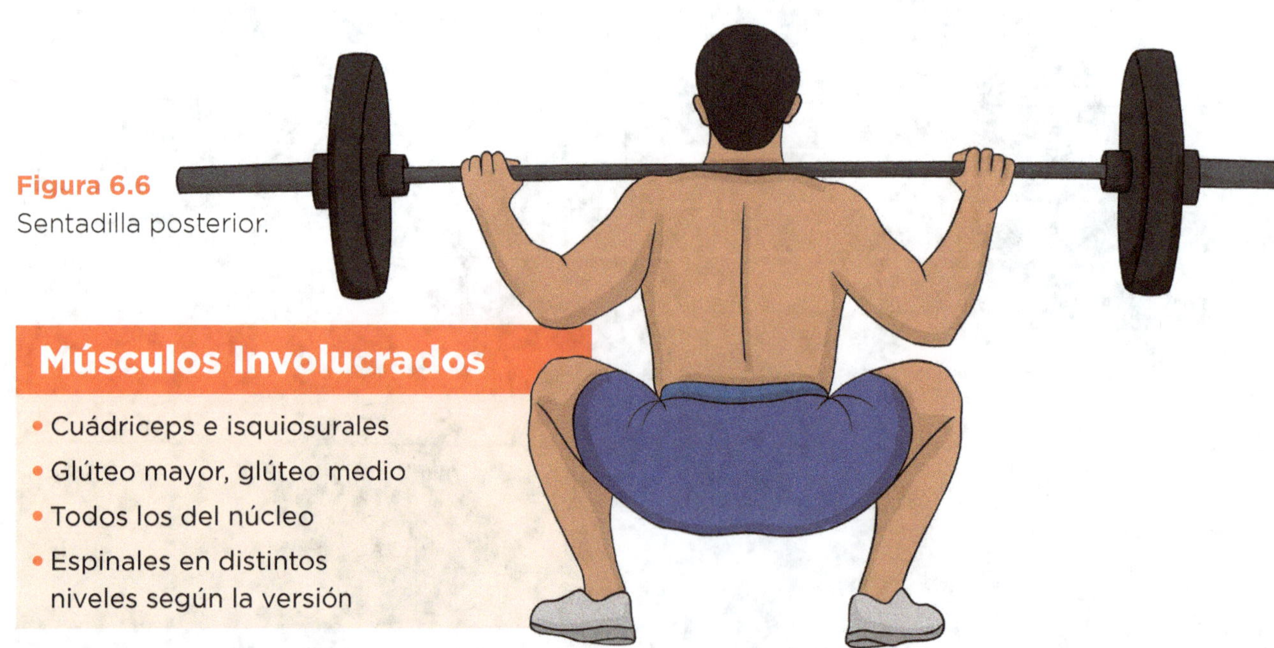

Figura 6.6
Sentadilla posterior.

Músculos Involucrados

- Cuádriceps e isquiosurales
- Glúteo mayor, glúteo medio
- Todos los del núcleo
- Espinales en distintos niveles según la versión

DISPOSICIÓN DE LA CARGA EN LAS SENTADILLAS

Si bien se conocen decenas de variantes de sentadillas, la gran mayoría de ellas se basan en tres variantes:

- **Figura 6.7:** Sentadilla con el tronco más bien perpendicular al suelo y con mucha dominancia (torque) en la articulación de la rodilla. Es un tipo de sentadilla que permitirá sostener pesos por delante y tendrá una mayor incidencia en los cuádriceps.

- **Figura 6.9:** Sentadilla con el tronco más bien inclinado y con mayor dominancia de cadera. Es un tipo de sentadilla que al involucrar más a la cadera podría mover mayores cargas y tendrá una mayor incidencia en los glúteos.

- **Figura 6.8:** Sentadilla intermedia tanto en inclinación como en torques relativos en ambas articulaciones, con una acción repartida entre cuádriceps y glúteos.

En todos los casos, el peso de la barra siempre se encuentra **por encima** de la mitad del pie (indicado por la línea punteada roja), independientemente de que esté apoyada por delante o por detrás del tronco. Para conseguir tal colocación, el tronco se plegó de diferentes maneras, entendiendo así que la carga necesita estar balanceada a través de nuestro sistema y encima de nuestros apoyos.

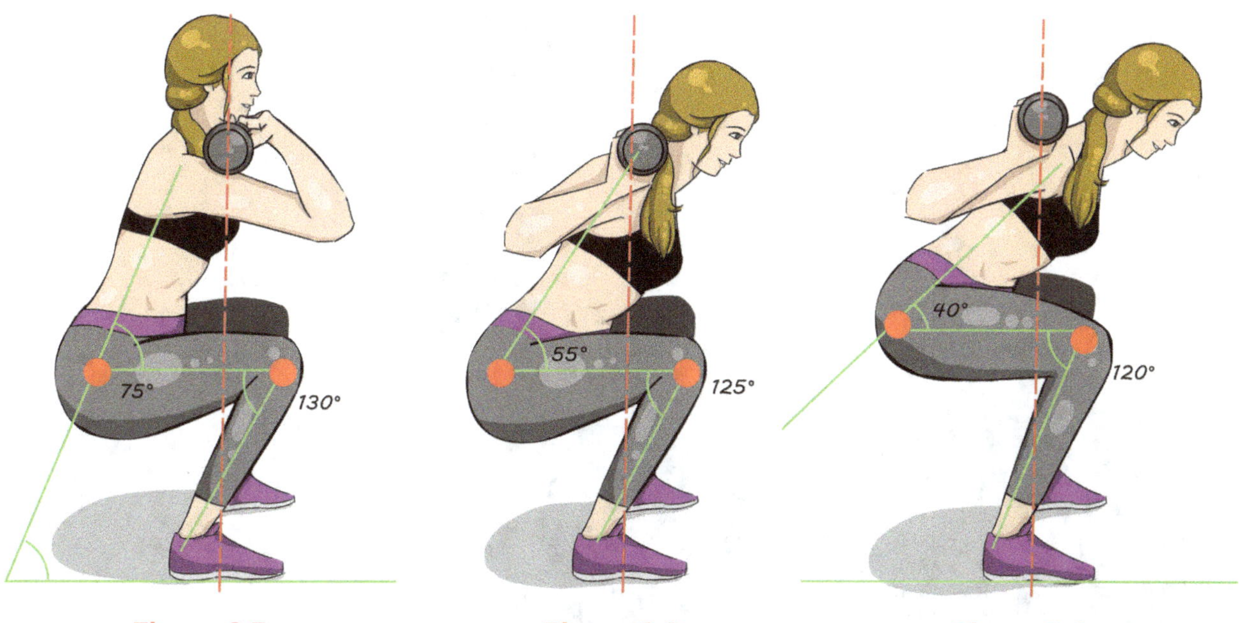

Figura 6.7   Figura 6.8   Figura 6.9

SENTADILLA CON CAJÓN

Las diferentes formas de la cadera, o el historial de cada persona, puede hacer que no se pueda efectivamente ejecutar una sentadilla en el rango completo. Por eso, a veces la sentadilla sobre un cajón puede ser una opción viable y también un objeto útil en el diseño de una regresión.

Movimiento: Flexión y extensión de cadera.

Grupo muscular objetivo: cuádriceps, glúteo mayor, grupo glúteo e isquiosurales.

Función/objetivo: Poner una altura clara para vencer miedos o hacer más progresiva la búsqueda de una sentadilla más profunda.

Cómo hacerlo: Se puede frenar en el cajón en la bajada y rearmar la postura antes de elevarse. O simplemente tocar el cajón sin perder la tensión y elevarse inmediatamente.

Cuidados: Regular la altura siempre teniendo en cuenta que la pelvis no debería modificarse hacia la retroversión en la bajada.

Variantes: Mayor o menor altura. Sin cargas, con cargas, ayudado con una cinta de suspensión para sostenerse con las manos.

Series y repeticiones sugeridas:
3 series de 8-20 repeticiones.

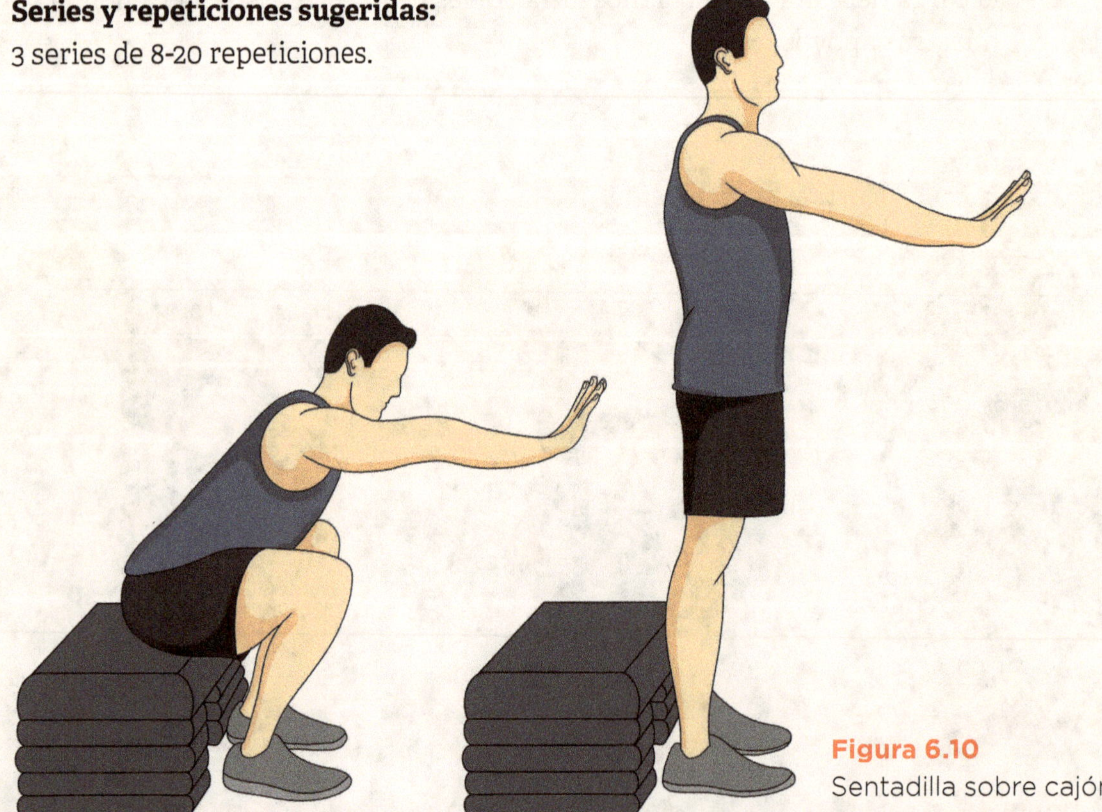

Figura 6.10
Sentadilla sobre cajón.

GOBLET SQUAT

Conocido ejercicio de kettlebells creado por Dan John, que se puede realizar con cualquier carga posicionada por delante del cuerpo en diferentes variantes. La manera en que se disponga la carga ayudará a producir fuerzas adecuadas en la cadera y estimulará a elegir una sentadilla con el tronco más perpendicular.

Movimiento: Flexión y extensión de rodilla, cadera y tobillo.

Grupo muscular objetivo: Cuádriceps, glúteo mayor, glúteo medio e isquiosurales. Core y espinales.

Función/objetivo: Sentadilla con presencia de abducción y rotación externa agregada. La carga por adelante activa e integra el core.

Ejercicio que tiene una buena transición entre el peso corporal y el trabajo con barra.

Cómo hacerlo: Sostener la carga desde los cuernos, con la pesa hacia arriba, hacia abajo o pegada al cuerpo. Bajar manteniendo la verticalidad y la integridad estructural del tronco. La pesa puede acercarse o alejarse más, para balancear el tronco. Los codos pueden apoyarse sobre la pared interna de los muslos, para estimular la abducción y rotación lateral de las caderas y la elongación del grupo aductor.

Cuidados: Es requisito poder mantener la lordosis fisiológica en la zona lumbar, mediante la activación del core.

Series y repeticiones sugeridas: 3-5 series de 8-12 repeticiones. Se puede ir aumentando el peso de forma progresiva y reducir las repeticiones.

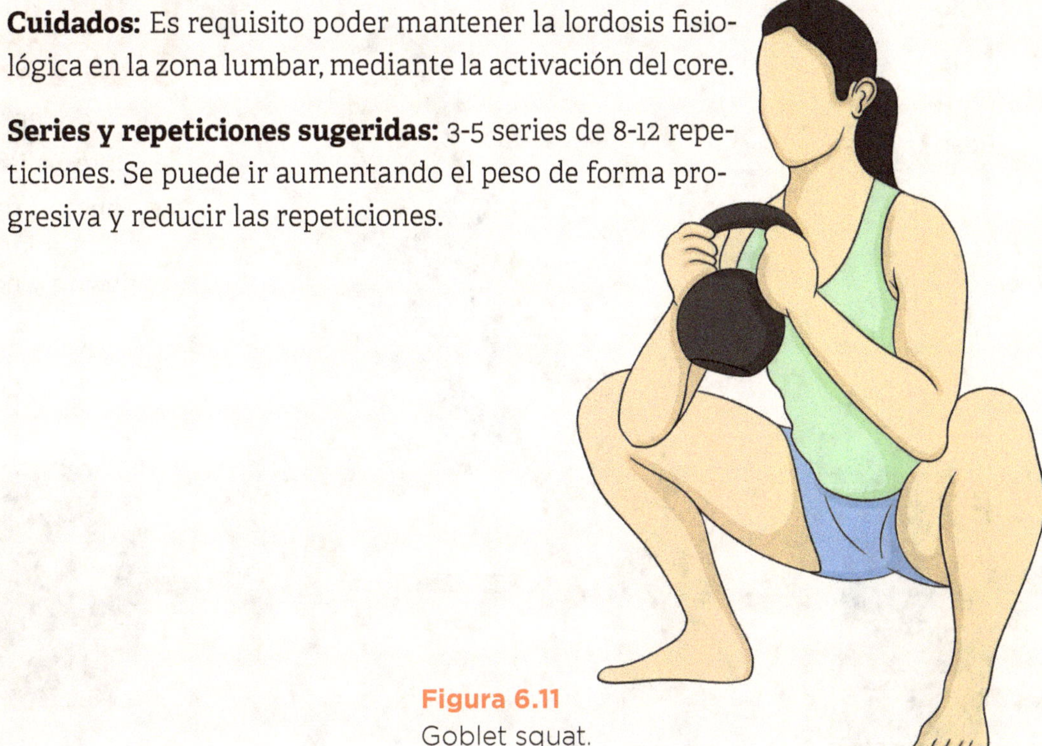

Figura 6.11
Goblet squat.

PESO MUERTO SUMO

En esta versión del peso muerto, aumentamos la distancia de separación de los pies de forma considerable. De esta forma, los brazos quedarán posicionados por dentro de los muslos y las caderas en abducción y rotación externa, permitiendo así mantener el tronco más vertical con respecto al piso.

No se encontraron diferencias significativas en los extensores de cadera entre ambas versiones de peso muerto (convencional y sumo), tanto en los isquiosurales mediales (semimembranoso y semitendinoso) como en los laterales (bíceps femoral) y el glúteo mayor.

Posiciones abiertas de los pies acortan la distancia entre la barra y las caderas. Es una posible elección si posees los fémures largos, ya que esta estrategia acorta el brazo de momento entre tu centro de masa y los apoyos.

Algunas características del levantamiento de sumo que presentan posibles ventajas para algunas personas son que ofrece una postura más erguida del tronco durante su ejecución y una disminución de los torques sobre las últimas vertebras lumbares. Esto podría ser apropiado para practicantes con dolencias en esas regiones.

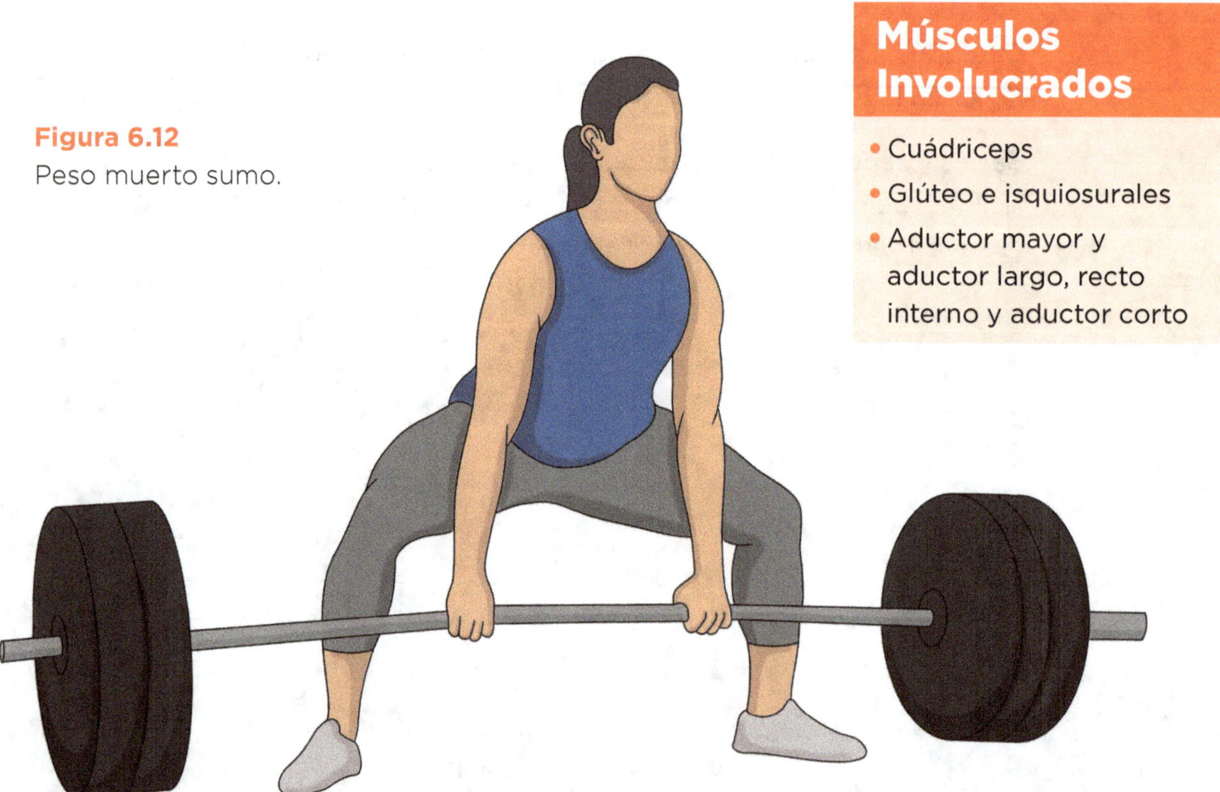

Figura 6.12
Peso muerto sumo.

Músculos Involucrados

- Cuádriceps
- Glúteo e isquiosurales
- Aductor mayor y aductor largo, recto interno y aductor corto

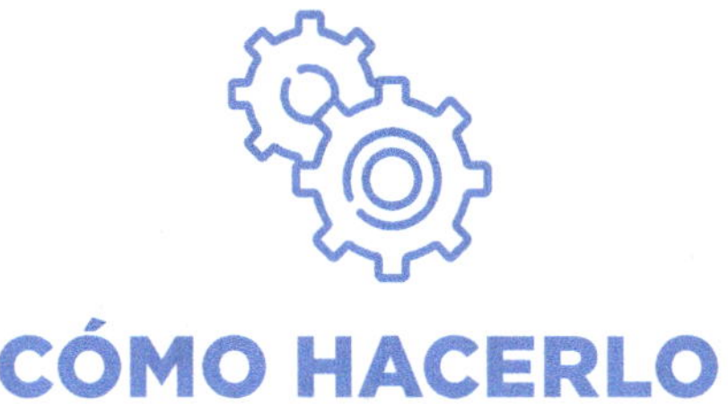

CÓMO HACERLO

1 Con los pies separados y las caderas "abiertas" (abducidas y rotadas externamente) bajar hasta tomar la barra, que se encuentra en el suelo.

2 Con la triple extensión, levantar la barra hasta la pelvis, al tiempo que se mantiene la integridad estructural de la columna.

3 Se puede hacer tanto con agarre clásico como mixto (un antebrazo en supinación y el otro en pronación).

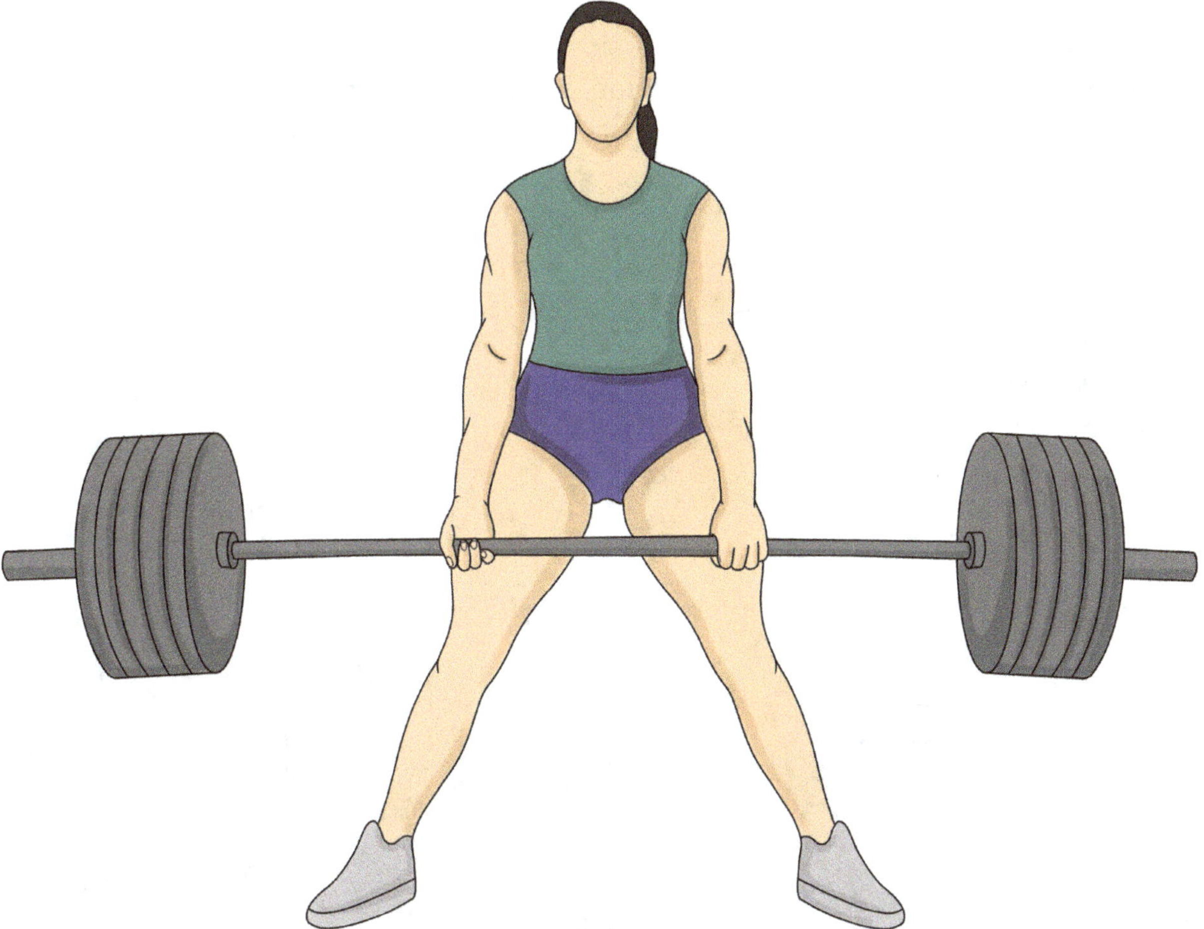

Figura 6.13. Peso muerto sumo.

PESO MUERTO

Conocido también como deadlift o "despegue", este ejercicio tiene dos momentos. El primero se centra en una actividad inicial de la rodilla y los grupos musculares encargados de extenderla y estabilizarla, mientras que el segundo se centra en la dominancia de cadera y los grupos musculares responsables de extenderla.

En este levantamiento la musculatura actúa de manera seccional y no de manera simultánea como, por ejemplo, en una sentadilla. Al comienzo los cuádriceps controlan la extensión de las rodillas (los isquiosurales controlan y conectan la tibia con la pelvis para que esta no se eleve prematuramente). Ya avanzada la extensión de rodillas, comienza a solaparse la extensión de cadera por acción de los glúteos y los isquiosurales.

Se presenta una actividad final principal de los glúteos e isquiosurales para la extensión de la cadera pero los cuádriceps continúan extendiendo las rodillas hasta que se completa la triple extensión final.

Durante **todo** el recorrido, la musculatura espinal mantiene la actividad isométrica para evitar el movimiento en la columna que es alentado por la carga anterior.

Músculos Involucrados

- Cuádriceps
- Isquiosurales
- Glúteos
- Erectores espinales y dorsal ancho

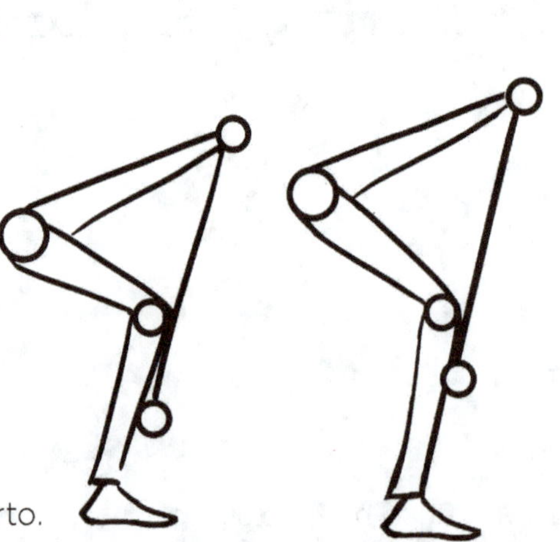
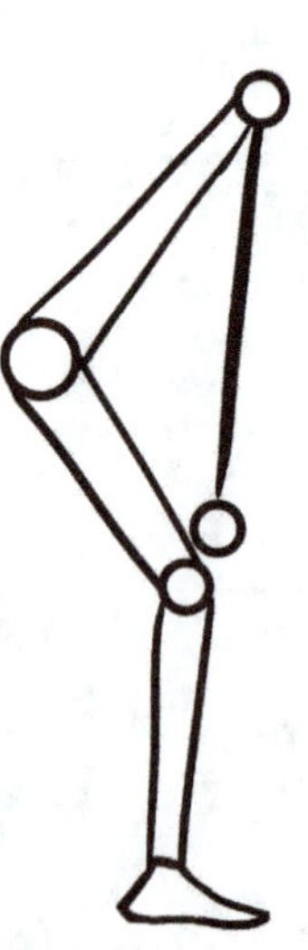
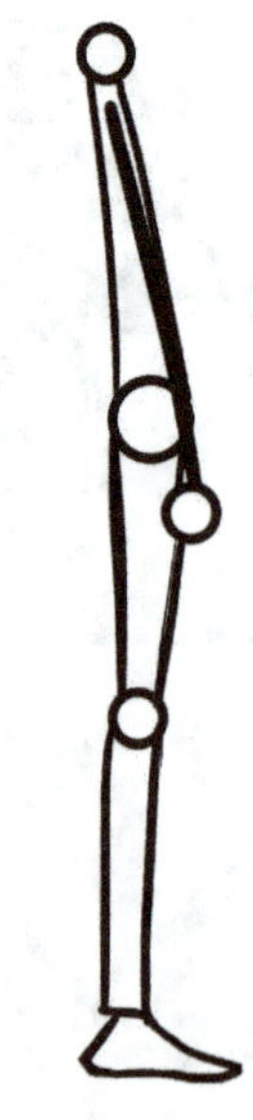

Figura 6.14
Fases del peso muerto.

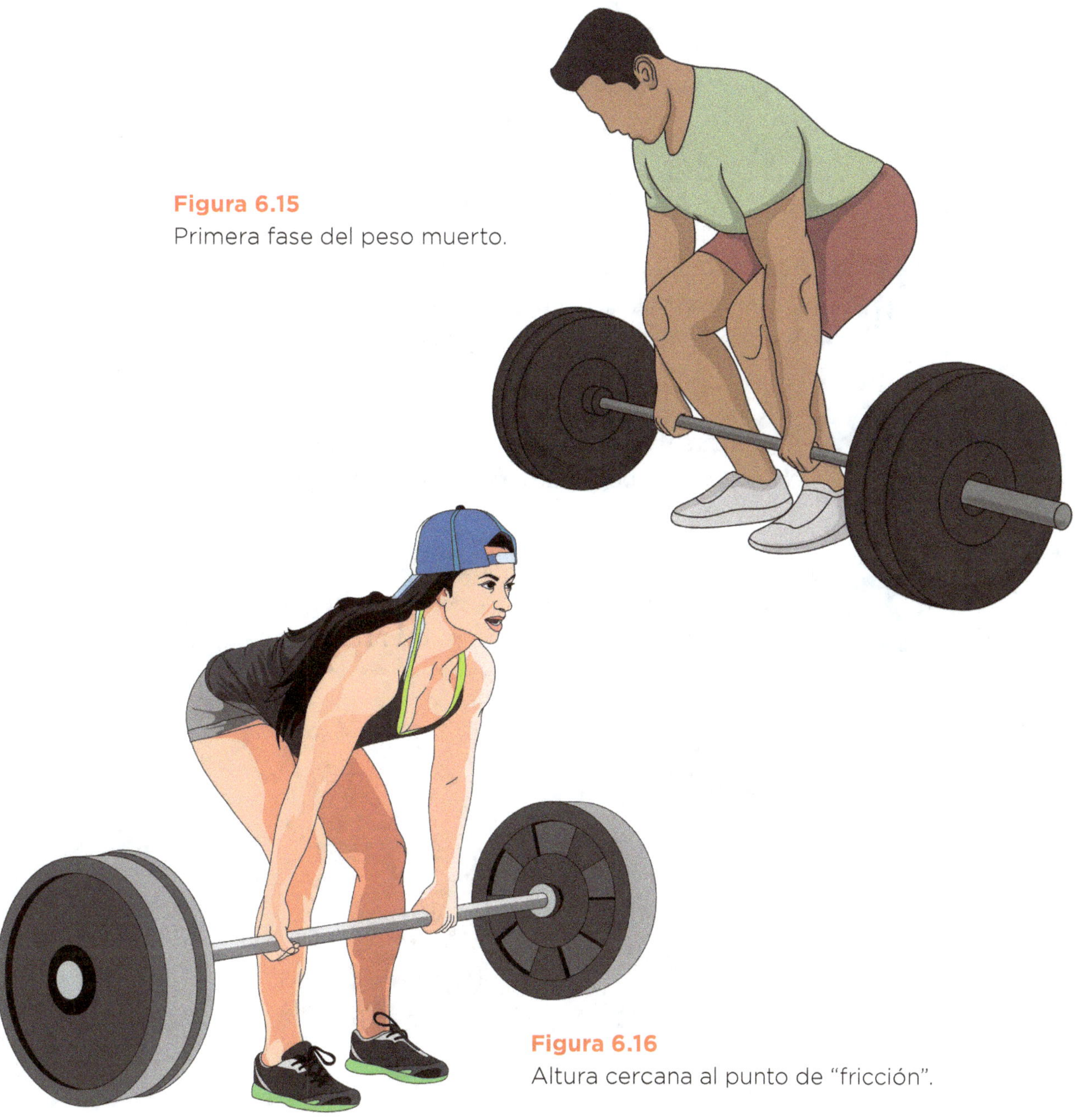

Figura 6.15
Primera fase del peso muerto.

Figura 6.16
Altura cercana al punto de "fricción".

A diferencia de otros levantamientos, el peso muerto no tiene precarga elástica porque su primera actividad muscular es concéntrica. Es decir, se acorta bajo tensión mientras se acercan sus puntos de inserción en la elevación de la barra desde el suelo.

En la fase de descenso se presenta una actividad excéntrica o "negativa". Es decir, se alejan los puntos de inserción mientras el músculo produce fuerza.

En ambas fases la musculatura responsable de comandar la cadera es el glúteo, los isquiosurales y el aductor mayor.

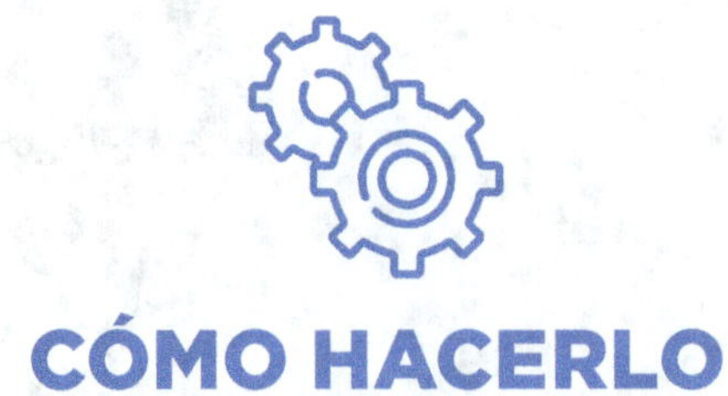

CÓMO HACERLO

1 Enfrentando la barra, con las rodillas y caderas flexionadas y con las escápulas por encima del agarre, extendemos primero las rodillas al tiempo que desplazamos la barra hacia arriba.

2 Al acercarse la barra a las rodillas, comenzamos a extender las caderas al tiempo que se continúan extendiendo las rodillas.

3 Finalmente, llegamos a la triple extensión de rodilla, cadera y tobillos mientras la barra se encuentra cercana al cuerpo.

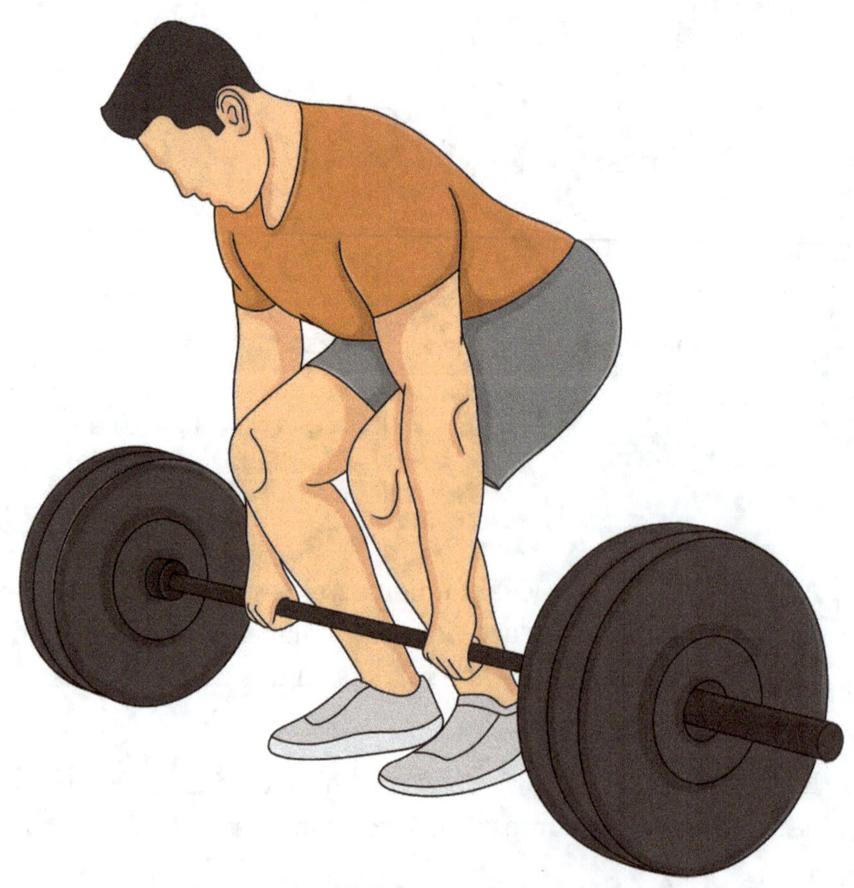

Figura 6.17
Comienzo o final del peso muerto.

RUMANO

Basado en la versión del levantador olímpico Nicu Vlad, es un tipo de peso muerto en el cual comenzamos la acción desde parados y no desde el piso. Esta versión tiene poco torque en las rodillas e incidencia en el cuádriceps, basándose en la flexión más pura de cadera. Es un ejercicio que, al mantener las rodillas bastante extendidas, requerirá mucha acción de los isquiosurales, los cuales además recibirán un estímulo considerable debido a la carga excéntrica acentuada. Estos estímulos, manejados de manera correcta, podrán aportar a la hipertrofia.

Músculos Involucrados

- Isquiosurales
- Glúteo mayor
- Aductor mayor

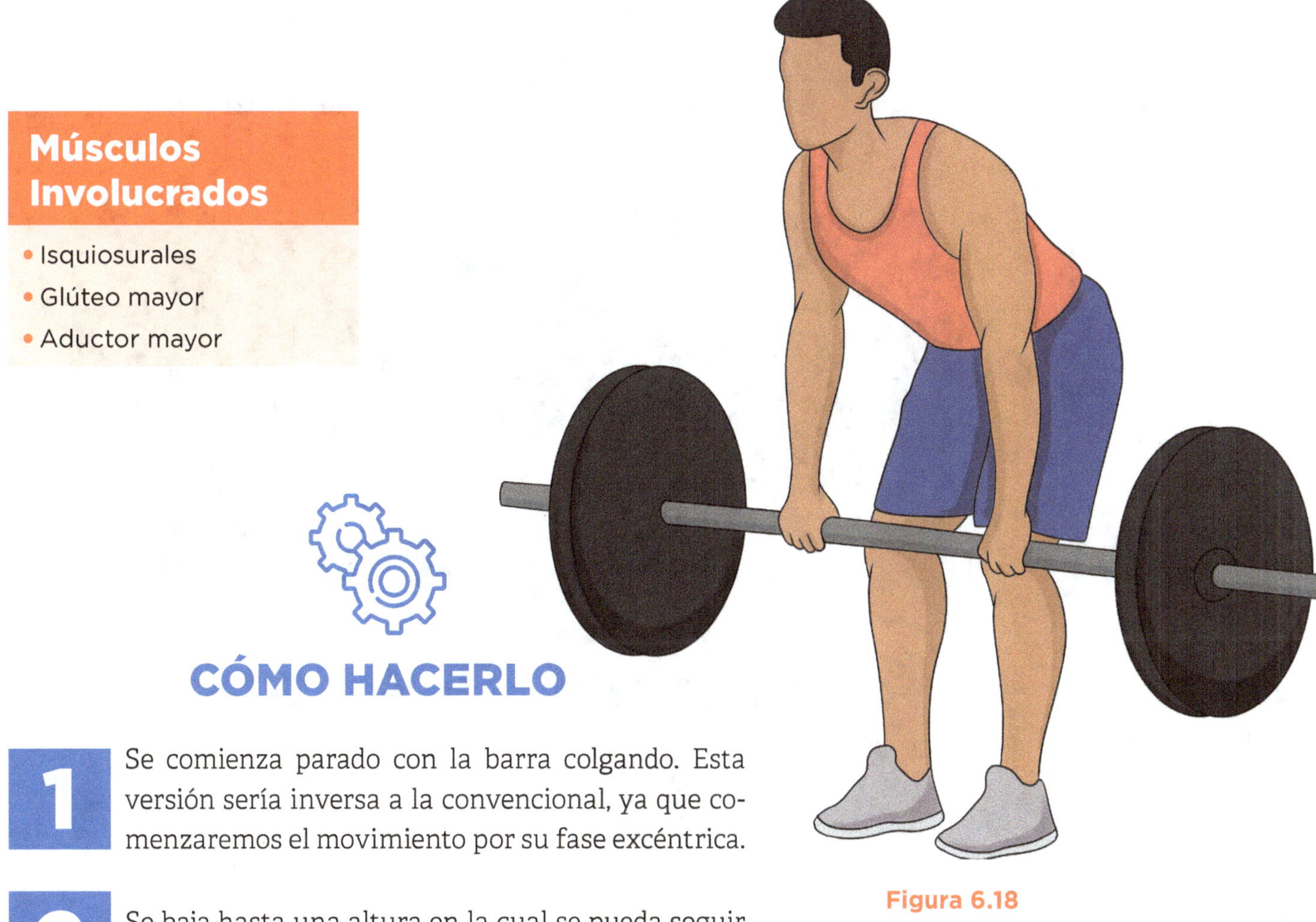

Figura 6.18
Peso muerto rumano.

CÓMO HACERLO

1 Se comienza parado con la barra colgando. Esta versión sería inversa a la convencional, ya que comenzaremos el movimiento por su fase excéntrica.

2 Se baja hasta una altura en la cual se pueda seguir manteniendo la alineación adecuada de la columna.

3 Gracias al estiramiento previo, aprovecharemos las cualidades elásticas de los músculos para realizar el retorno de manera concéntrica.

4 Terminar en la posición de inicio, sin realizar extensiones de columna exageradas hacia atrás.

HIP THRUST

Ejercicio popularizado en la ultima década, gracias a la difusión de Bret Contreras. Este ejercicio se centra en el glúteo mayor, al conseguir que la carga relativa se disponga principalmente encima de las caderas, responsables de la extensión. Funcionalmente es básico para generar fuerzas horizontales.

Figura 6.19
Hip thrust.

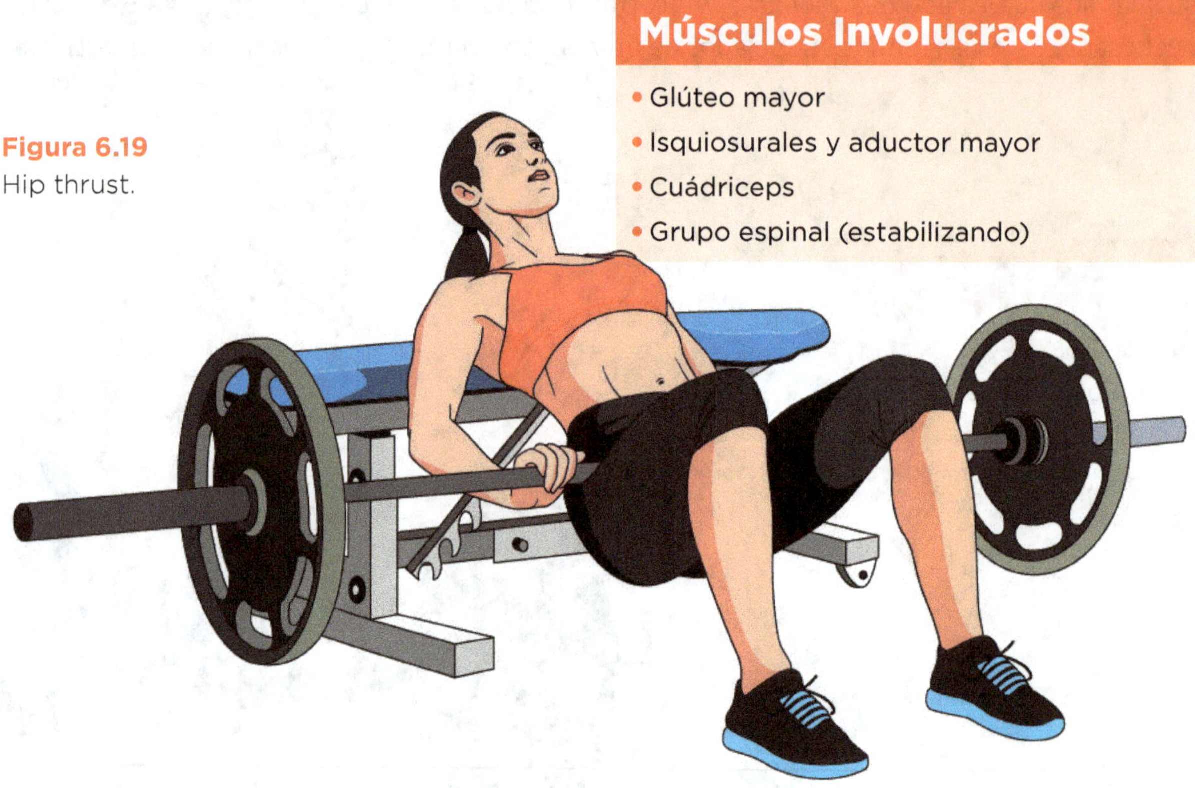

REQUERIMIENTOS PREVIOS

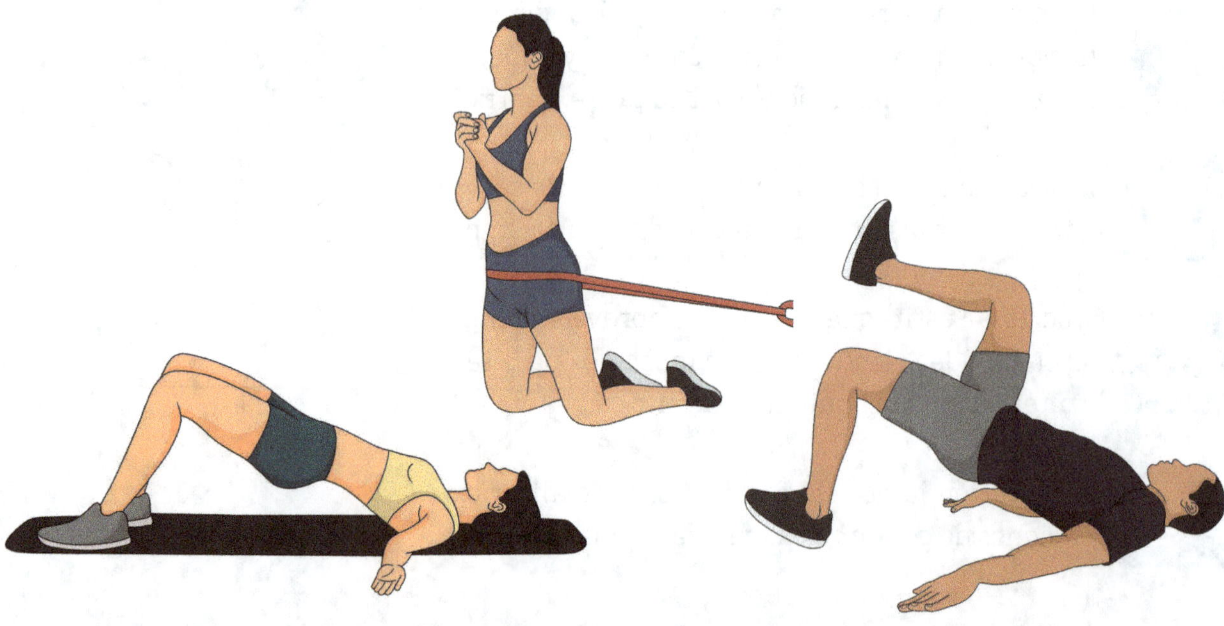

CUIDADOS

- No permitir que las rodillas colapsen hacia adelante ni perder contacto de la plantas de los pies con el suelo.

- Evitar la extensión de la columna al final del empuje. Evitar la flexión de la columna en la elevación y la bajada.

- Mantener las piernas (tibias) perpendiculares al suelo.

- Posicionar la barra **un poco por encima del pubis** con una almohadilla si fuera incómodo o molesto.

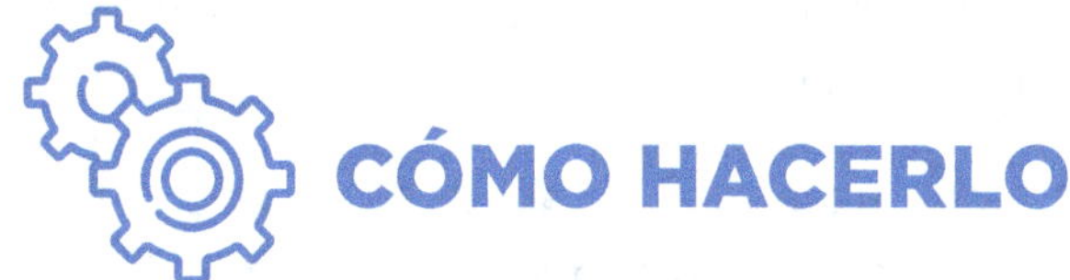

CÓMO HACERLO

1 Con la zona dorsal alta apoyada en elevación (un poco por debajo de las escápulas) y la barra sobre nuestras caderas, realizaremos flexiones y extensiones de cadera.

2 La extensión de cadera se realiza hasta nivelar la pelvis con el tronco y los muslos, sin compensaciones en la zona lumbar o el resto de la columna.

3 La pelvis puede posicionarse un poco en retroversión, para que actúen más los glúteos. Dependerá de todo lo visto en la *página 50.*

4 Pueden agregarse bandas elásticas en los miembros inferiores, para requerir un momento de abducción en las caderas y por ende una mayor activación del músculo, no siendo esto obligatorio.

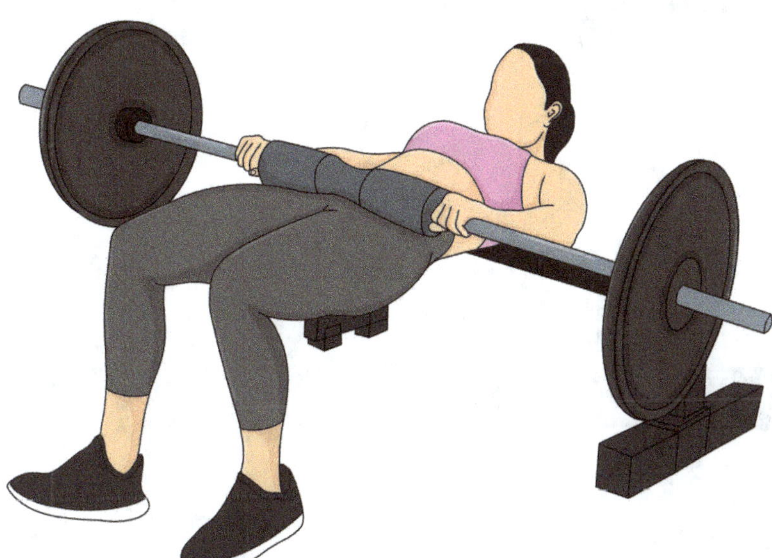

Figura 6.20
Fase de extensión
del hip thrust.

BENEFICIOS Y CONSIDERACIONES

Su forma permite sumarle cargas considerables. Esto generará mayor tensión mecánica, que es uno de los mecanismos de hipertrofia y de desarrollo de la fuerza.

Debido a su estabilidad, es relativamente fácil de aprender y seguro.

El ángulo mantenido en la rodilla inhibe un poco más la inclusión de los isquiosurales, dejando al glúteo con mayor trabajo para realizar la extensión.

La elevación del banco hace que la cadera parta desde una posición de flexión mayor que en el puente de glúteo. El rango de movimiento sumado a la tensión mantenida lo convierte en un muy buen blanco de trabajo para el glúteo mayor.

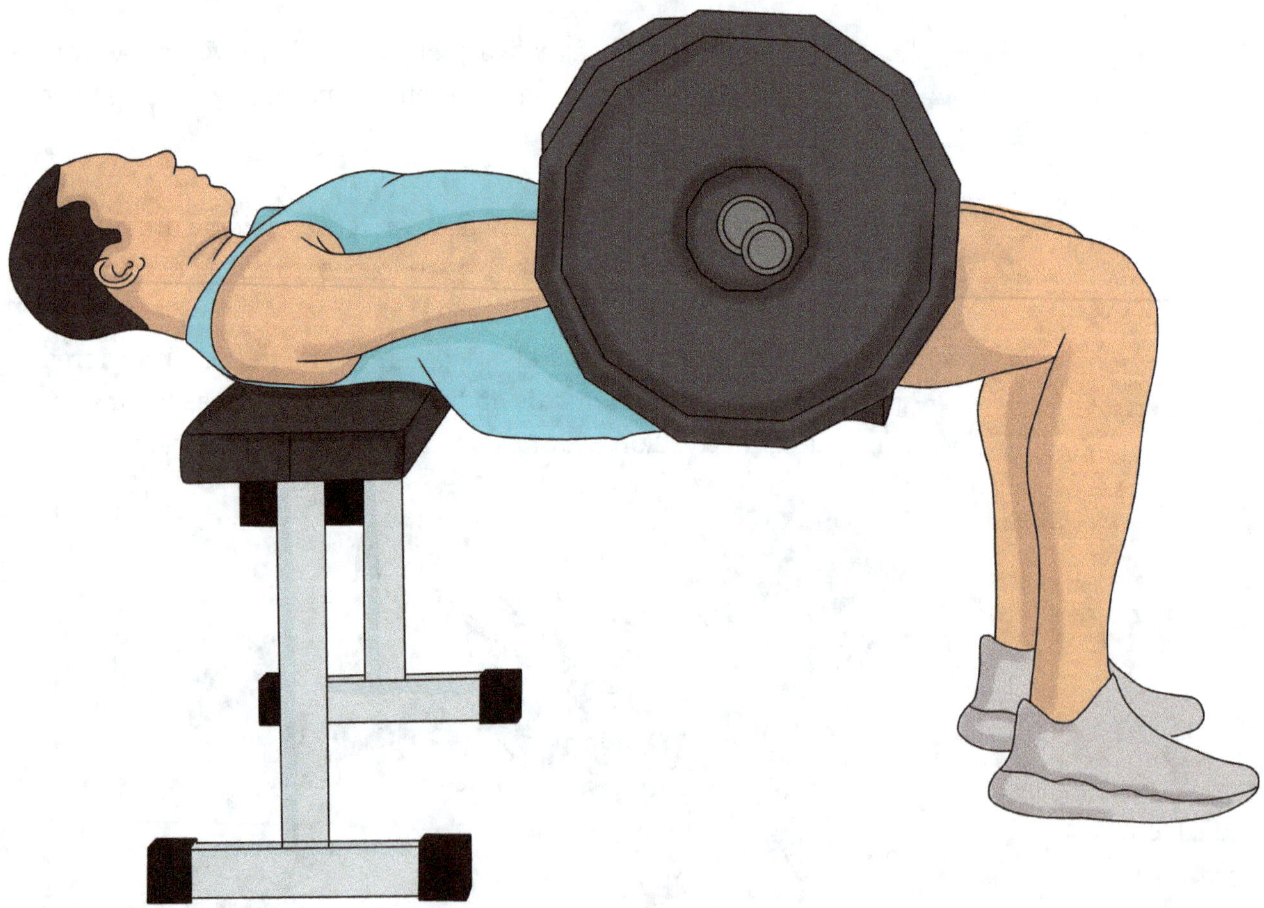

Figura 6.21
Visión lateral del hip thrust.

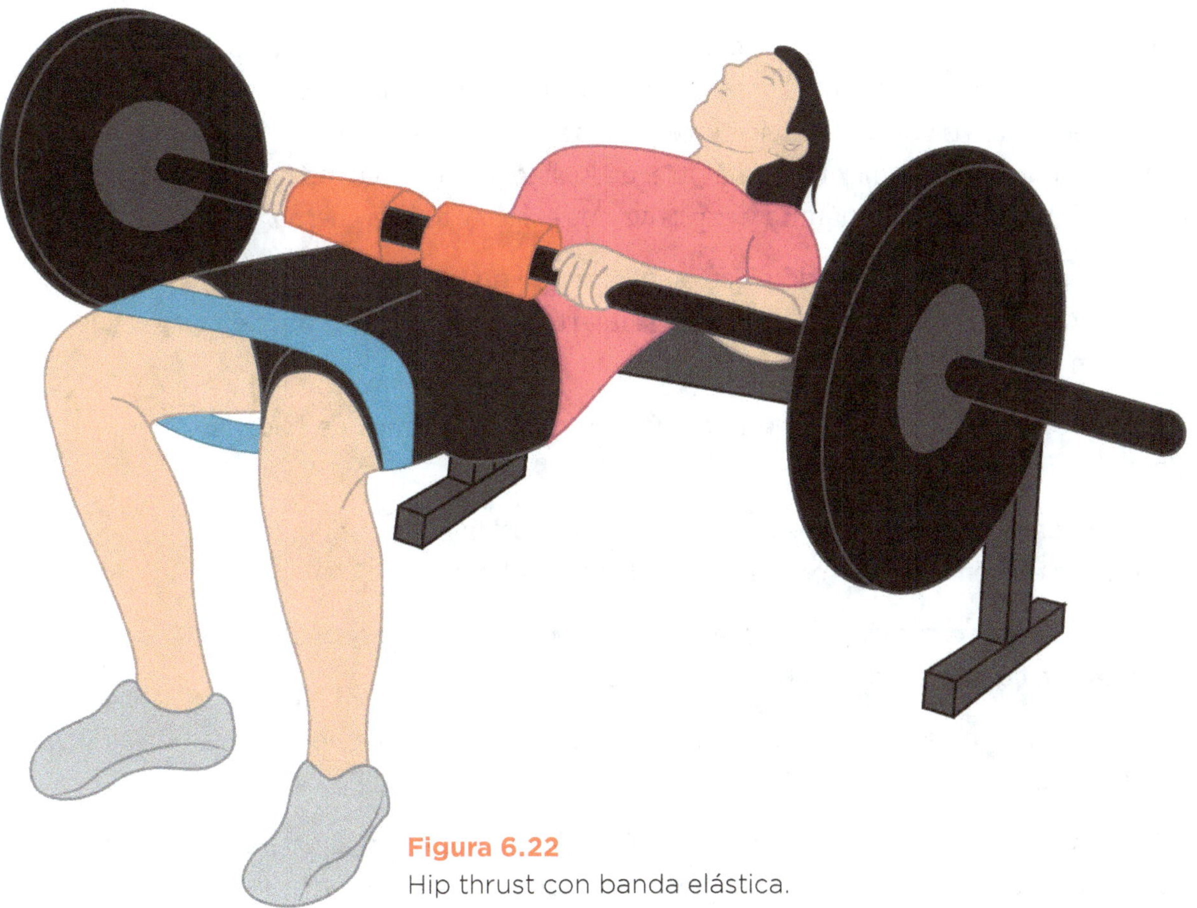

Figura 6.22
Hip thrust con banda elástica.

Pueden agregarse bandas elásticas en los miembros inferiores, para requerir un momento de abducción en las caderas e integración con todo el grupo glúteo. Recordemos que esto es **accesorio** y no **obligatorio**. Y quizás no recomendable en cargas máximas.

SWING: 10 pasos para llegar al swing con una REGRESIÓN

Esta regresión nos servirá de ejemplo que podrá ser aplicado y adaptado a todos los demás ejercicios. Como el swing es un ejercicio de extensión de cadera, servirá de ejemplo para todos aquellos ejercicios similares. Dejamos este ejercicio para el final no por que sea el mejor ni el más adecuado, sino por su dificultad técnica, debido a la coordinación dinámica y explosiva que exige de todo el cuerpo.

El orden presentado es **sugerido**. Esto significa que no tienes que seguir estos exactos pasos, o que incluso puedes saltearte varios dependiendo de la situación y condición de la persona:

Evaluaciones: para saber el estado actual de la persona antes de hacer el ejercicio.

Testeos: para corroborar los signos que puede mostrar la persona, lo que informa la persona y lo que puede inferir el entrenador.

Ejercicios preparativos: para preparar al cuerpo y que tenga buena disponibilidad en cuanto a movilidad y estabilidad.

Patrón motor: para aprender qué movilizar y qué estabilizar de manera coordinada.

Núcleo integrado: para relacionar la estabilidad del tronco con la figura dinámica de todo el cuerpo. Similar en forma al ejercicio final objetivo.

Fuerza estructural: antes de buscar velocidad en un ejercicio, procuraremos reforzar las estructuras responsables de realizar el ejercicio como el swing de la cabra o el buenos días.

Núcleo integrado con la dinámica: el hike pass es un ejercicio semidinámico preparativo, que integra los ejercicios estáticos de core con los semidinámicos previos con el swing.

Correctivos: para cuando la persona no logre resolver la técnica y sea necesario introducir estímulos correctivos externos.

Ejercicio dinámico: este es el ejercico matriz al que estamos tratando de llegar, en este caso el swing. Si se presentara algún problema en este ejercicio y logramos identificar la causa, siempre podremos volver atrás para trabajar esa capacidad por separado.

1 TESTS Y EVALUACIONES

Un simple puente de cadera puede servir para obtener valiosa información. Una falta de extensión puede deberse a la pobre activación del glúteo o a un intento de generar esta extensión solo con los isquiosurales. Tambien puede estar limitada por tensión/acortamiento del psoas o del recto femoral. Una extensión de la columna puede hablar bien de un mecanismo de compensación indirecto (o sea por falta de extensión de cadera, en donde la persona busca ganar el rango de extensión desde la columna en vez que desde la cadera) o por una falta de activación de la zona media que evite el arqueo de este segmento.

Figura 6.23
Empuje de cadera.

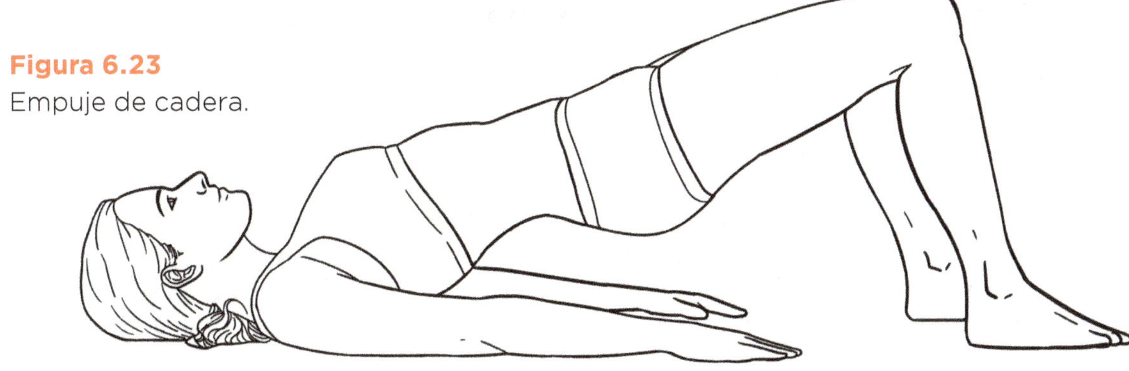

Si encontramos falta de activación o molestia en otros grupos musculares, como los isquiosurales, podemos chequear si la secuencia de disparo de los músculos es correcta o se encuentra alterada. Si el isquiosural, en una posición de rodilla flexionada, está tomando control principal de la extensión de la cadera sin involucrar mucho al glúteo mayor, podemos hablar de una secuencia alterada de activación muscular.

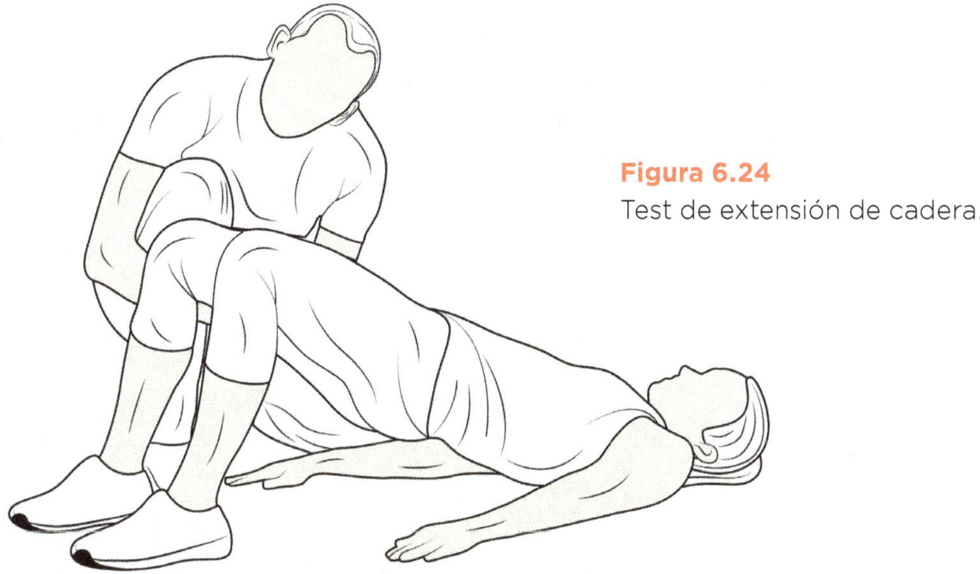

Figura 6.24
Test de extensión de cadera.

2 BISAGRA CON BASTÓN

El bastón define la postura neutra y estable de la columna.

Lo posicionamos desde el sacro hasta la zona dorsal media principalmente para localizar la curva lumbar normativa.

Se mantiene la curva lumbar que es por donde podemos pasar una de nuestras manos para sostener el bastón.

El movimiento se genera estrictamente desde la cadera y muy poco desde las rodillas. Sentimos la activación cuando flexionamos, en la zona de los isquiosurales y los glúteos.

Lo podemos usar como evaluativo, pero también como entrada en calor y activación.

Figura 6.25
Bisagra de cadera con bastón.

3 EXTENSIÓN DE CADERA ARRODILLADO

Arrodillados podemos introducir un vector de fuerza horizontal similar al que vamos a hacer en el swing, pero con menos requerimientos técnicos. Podemos usar una banda elástica sobre nuestra pelvis para reconocer hacia dónde tenemos que generar fuerza con la extensión de las caderas.

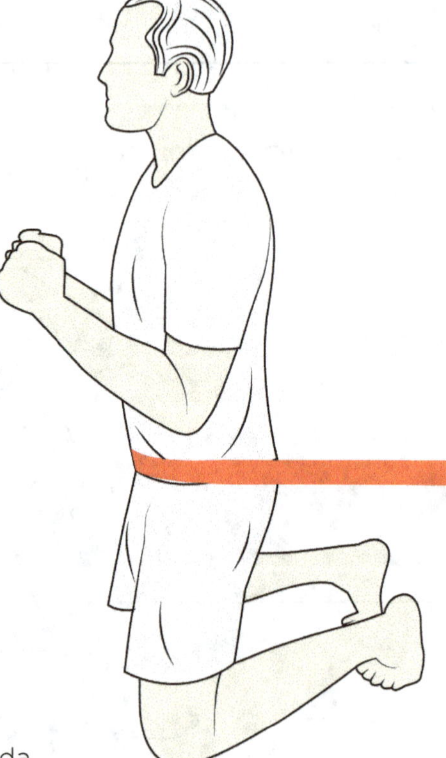

Figura 6.26
Extensión de cadera con banda.

4 EL OCHO

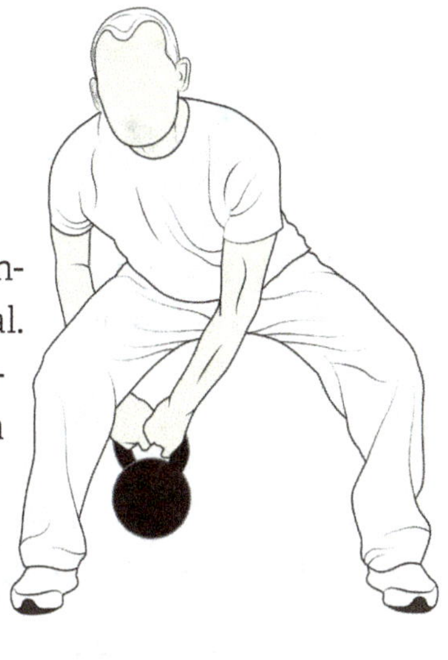

Figura 6.27. El ocho.

Nos posicionaremos con los pies separados al doble de ancho de los hombros, o con pequeñas variantes de acuerdo a nuestro formato corporal. Desde allí, flexionaremos las rodillas y la cadera hasta bajar como si hiciéramos una media sentadilla. Desde esa posición, pasaremos la pesa a través de las piernas, dibujando una figura de ocho alrededor de ellas. Pondremos énfasis en evitar el colapso hacia adentro de las rodillas. No forzar las rodillas con una excesiva dominancia en la flexión de estas.

Al llevar el kettlebell de un costado al otro y de atrás para adelante, la tendencia natural de las rodillas será la de colapsar en un brutal valgo hacia adentro. Para evitar esto, tendremos que activar los glúteos, cuidando siempre de no pasarnos hacia el otro lado y que las rótulas queden alineadas con las puntas de los pies.

Esta misma fuerza hacia medial tenderá a colapsar la bóveda interna de las plantas de los pies, que gracias a la activación de los glúteos y los músculos de la pierna y el pie lograremos mantener activa.

5 LA CABRA

Es como un buenos días con la carga más cercana a la acción. Moverse desde las caderas mientras mantenemos estable la zona lumbar. Sentir como se activan fuertemente los isquiosurales en la bajada.

Este es un excelente reemplazo para el clásico buenos días, pero con la carga por delante de nuestro cuerpo.

Parados con una postura que replique la posición del swing, tomaremos la pesa desde el mango con ambas manos, con la base apoyada en la zona de nuestro abdomen. Desde esa posición y manteniendo la pesa allí, realizaremos flexiones y extensiones de cadera. Cuando bajemos, trataremos de llegar al punto en que sintamos que los isquiosurales reciben toda la carga. Intentaremos no bajar a una postura que supere los 60°.

Si no hay activación de la musculatura objetivo es por:

- Poca flexión de cadera
- Mucha flexión de rodillas
- Pérdida de estructura lumbar
- Poca carga

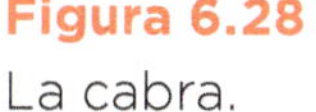

Figura 6.28
La cabra.

6 PESO MUERTO (CADERA)

Usaremos una plataforma elevada para aumentar el movimiento de flexión/extensión de la cadera y reducir la flexión/extensión de las rodillas.

Es muy importante localizar el movimiento desde la cadera y mantener **fija** la zona lumbar, todo el tiempo con su curva natural fisiológica.

Con esto en mente, simplemente tomaremos la pesa, sin hacer un movimiento activo con los brazos, y elevaremos y bajaremos la pesa exclusivamente con el movimiento generado en la articulación de la cadera.

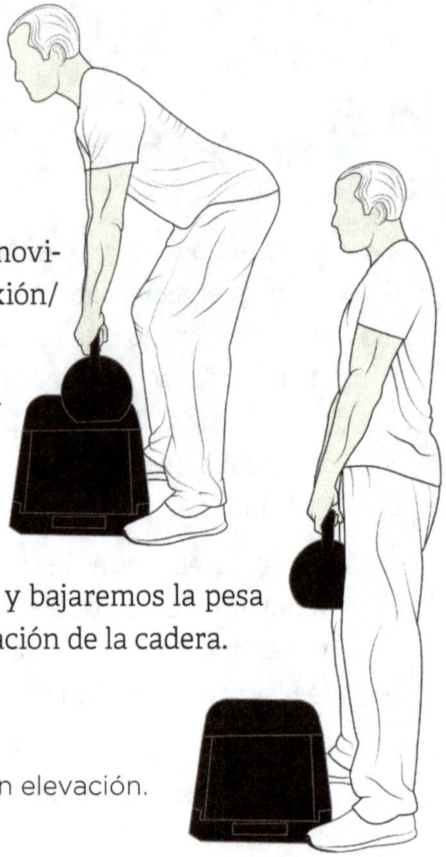

Figura 6.29
Peso muerto con elevación.

7 PESO MUERTO A UNA PIERNA

Parados sobre un pie, realizaremos flexiones a nivel de la cadera, manteniendo el cuerpo derecho durante toda la bajada. Flexionaremos muy poco la rodilla de apoyo porque no es una sentadilla, sino una flexión de cadera. Esta leve flexión de la rodilla también dirigirá la carga un poco menos a los isquiosurales y más hacia los glúteos, que es donde queremos poner el peso, ya que son los responsables principales de la extensión de la cadera.

Si resulta muy difícil, podemos comenzar con un peso muerto asimétrico, parándonos con el peso más sobre el pie adelantado y regulando la distancia en donde ponemos el pie atrasado. Recordando siempre que el accionar principal se encuentra sobre la cadera adelantada, podemos ir atrasando cada vez más el pie de atrás hasta levantarlo completamente del suelo.

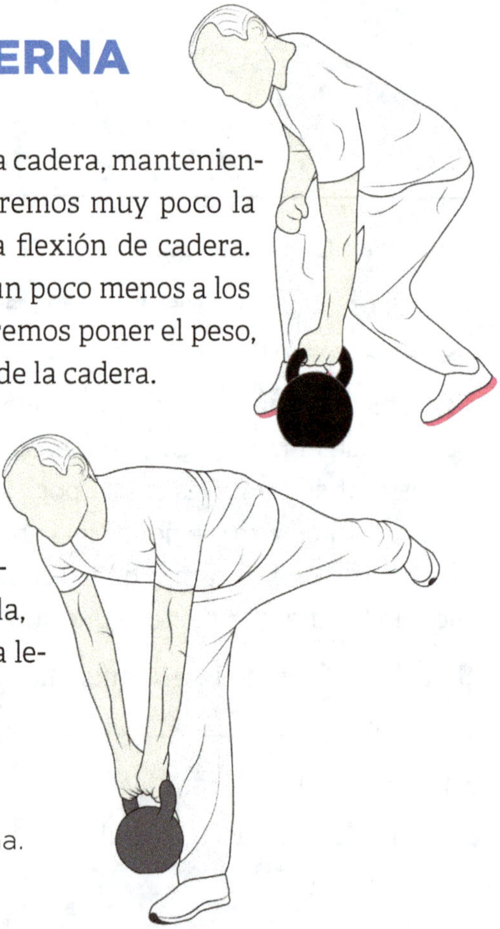

Figura 6.30
Peso muerto a una pierna.

8 HIKE PASS

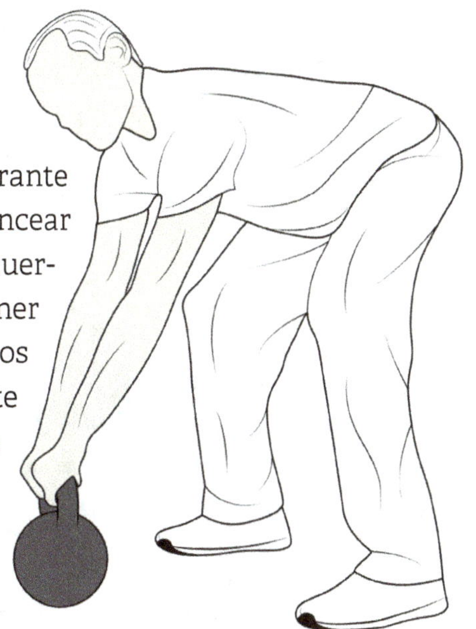

Figura 6.31
Hike pass.

Este ejercicio es útil para mantener la estabilidad previa y durante el swing. Con una postura similar al ocho buscamos salir, balancear atrás y volver a la posición de salida sin alterar la posición del cuerpo. En este básico pero sencillo movimiento, aprendemos a sostener la pesa y hacer una extensión de hombro al tiempo que traemos nuestros brazos y la pesa entre las piernas, sin que se presente ningún tipo de compensación tanto en la espalda como en la postura de las piernas.

Este ejercicio sirve tanto para aprender a mantener la postura de inicio del swing (ir a buscar la pesa), como para la postura final del swing (dejar la pesa), sin que se presenten compensaciones en ninguna parte de nuestra estructura.

9 INTERVENCIONES

A la hora de corregir a un alumno, nos encontramos con el problema de que este no tiene toda la información y conceptualización que tenemos nosotros en nuestra cabeza. Para estos casos, tenemos que poseer un recurso rápido y efectivo de corrección en nuestra "caja de herramientas".

Con el alumno listo para ejecutar el swing, ya sea con pesa o solo con el gesto sin pesa, nos colocaremos al costado y, con mucho respeto, le informaremos que apoyaremos una de nuestras manos en la zona alta de su espalda y la otra en la zona anterior de la cadera. El propósito de la mano de atrás será limitar la nociva extensión lumbar, común en los principiantes de esta técnica. La mano anterior servirá para que el alumno pueda identificar cómo tiene que extender la cadera y con qué energía debe hacerlo.

Entonces, en cada repetición la mano de atrás limitará la compensación, y el golpe con la mano adelantada servirá para que el alumno tome noción de qué parte del cuerpo debe extender y con cuánta energía debe hacerlo.

Figura 6.32
Corrección dinámica.

Este es quizás el ejercicio más representativo del kettlebell. Su objetivo principal es el desarrollo de la velocidad y la potencia que se puede lograr acelerando una carga submáxima. Es un ejercicio avanzado, que requiere de muchos elementos del continuo de movilidad y estabilidad de manera dinámica.

SWING = POTENCIA

Con los pies separados a no más del ancho de los hombros, dejaremos primero caer la pesa hacia atrás para, en su retorno, aprovechar el movimiento de caída y, mediante la extensión de nuestra cadera, impulsarla con una fuerte ráfaga hacia arriba. La ráfaga es generada principalmente por la extensión de la cadera, que se encontraba en flexión cuando la pesa se dirigía hacia atrás. Tendremos cuidado de no alejar demasiado la pesa del cuerpo y mantendremos las escápulas firmemente encajadas y neutras cerca de la columna.

En el momento del back swing (pesa viajando hacia atrás), trataremos de no flexionar mucho las rodillas, pero sí la cadera; esto exigirá una notable carga excéntrica sobre nuestros isquiosurales. Si notamos que esto es un limitante, tendremos que flexionar un poco más las rodillas para que disminuya la tensión en la zona de los isquiosurales y nos permita plegar más la pelvis. Sin embargo, debemos evitar convertir al ejercicio en un movimiento dominante de rodillas (no es una sentadilla). Recordemos que debe predominar la actividad de la cadera y el accionar de los glúteos.

El swing no es un ejercicio ideal para hipertrofia, pero sí para aplicar fuerza en un periodo de tiempo muy corto. Es un ejercicio de potencia y de aplicación de fuerza horizontal.

Músculos Involucrados

- Glúteos
- Isquiosurales - Aductor mayor
- Cuádriceps
- Tríceps sural
- Grupo espinal (estabilizando)

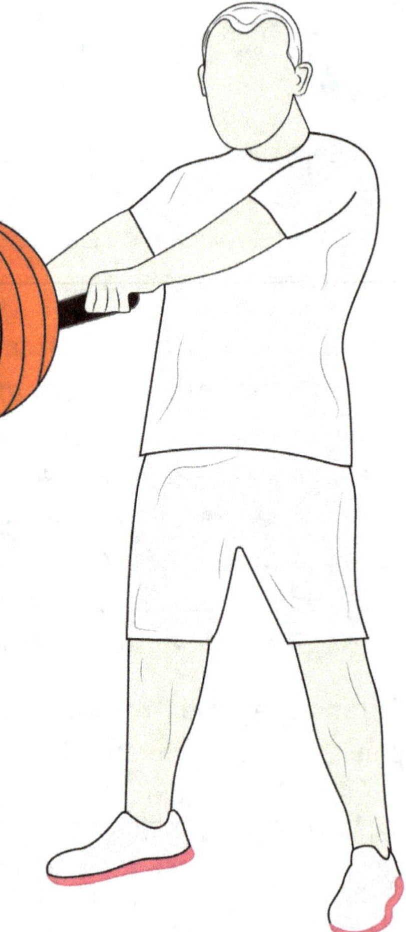

Figura 6.33
Swing pesado.

PUNTOS IMPORTANTES:

- Flexionar y extender la cadera al tiempo que se mantiene la estabilidad en la columna vertebral.

- Los antebrazos contactan la pelvis en la bajada y luego son empujados por esta, en la elevación.

- La altura conseguida con la pesa dependerá exclusivamente del empuje de la pelvis sobre nuestros antebrazos en el momento de la extensión de las caderas.

- La fase de elevación será generada principalmente con la extensión potente de la cadera, pero contará con la ayuda de las rodillas y los tobillos.

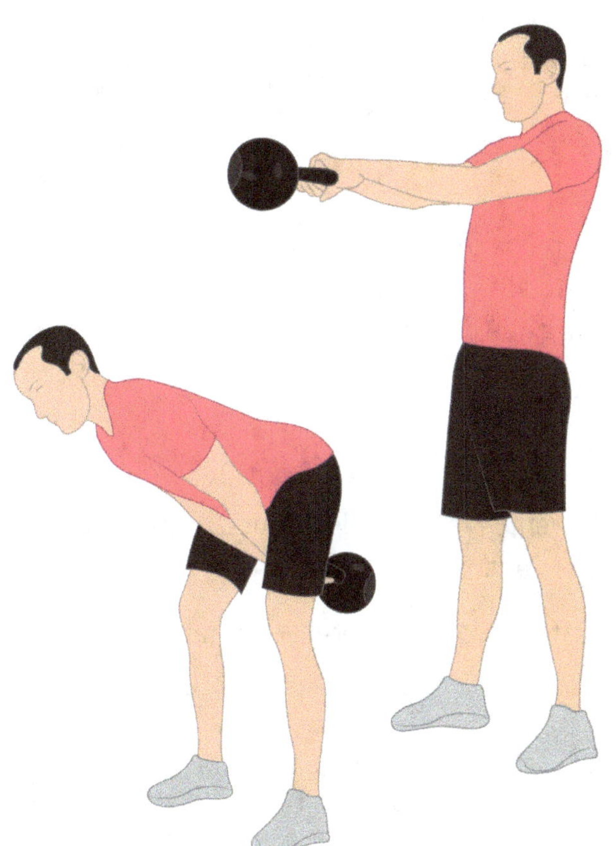

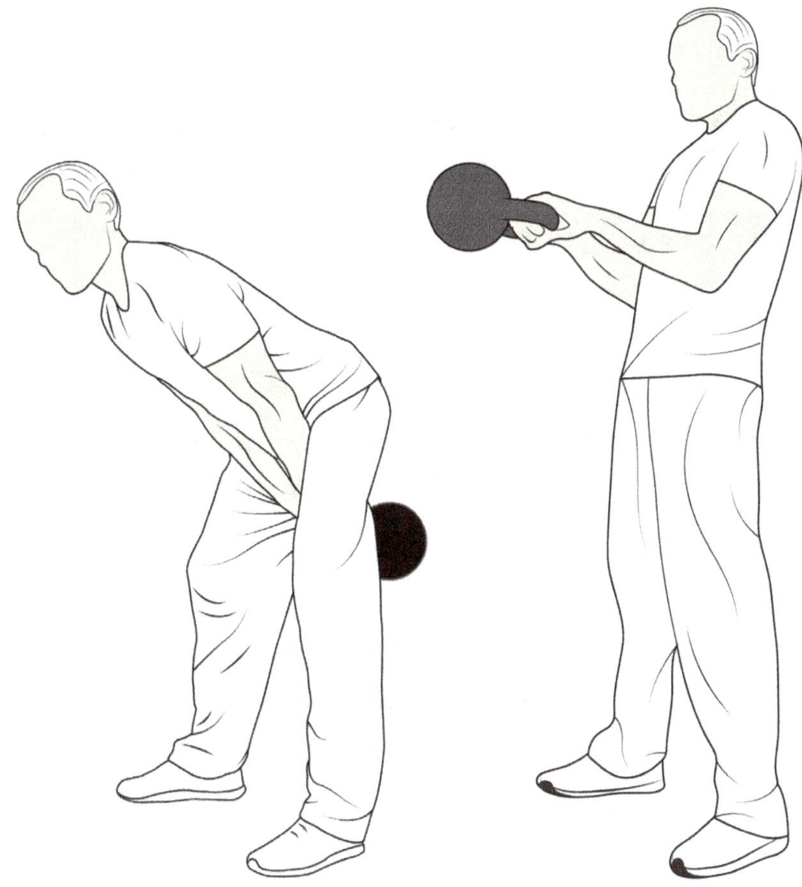

Figura 6.34
Swing clásico.

PROGRAMAS DE ENTRENAMIENTO

Te recomiendo repasar la teoría expuesta en las *páginas 77 a 83*, ya que lo escrito allí es la base conceptual de todo lo que será explicado a continuación, para que de esta manera puedas diseñar tus propios programas.

REPETICIONES

Podemos repartir el volumen total de la cantidad de repeticiones por sesión que vayamos a realizar de esta manera.

- 2/3 del volumen total en un rango 8-12 repeticiones.

- 1/3 del volumen total en un rango de 1-5 y 15-20 repeticiones

Esto es un aproximado de unas 2-3 series en el rango de 8-12 repeticiones y 1-2 series en el rango de 1-5 y de 15-20 si establecimos entre 5-6 series.

SERIES

Las series se podrán ir aumentando semana a semana. Lo clásico son ciclos ascendentes de 3 semanas (en repeticiones y/o series) y una cuarta descendente. O de 4 semanas ascendentes y la quinta de descenso en la cantidad de series. Sabiendo que para un nivel:

- **Básico:** 10-12 series por semana.
- **Intermedio:** 13-17 series por semana.
- **Avanzado:** 18-22 series por semana.

En un ciclo de 4 semanas básico, con tres entrenamientos semanales (L=lunes, M= miércoles, V=viernes) las series podrían quedar de esta manera:

- **1ª semana:** 10-14 series. L: 4 series. M: 4 series. V: 4 series.
- **2ª semana:** 12-16 series. L: 5 series. M: 4 series. V: 4 series.
- **3ª semana:** 14-18 series. L: 6 series. M: 6 series. V: 6 series.
- **4ª semana:** 6-8 series. L: 3 series. M: 3 series. V: 2 series.

En un ciclo de 5 semanas las series podrían quedar de esta manera:

- **1ª semana:** 12-14 series. L: 4 series. M: 4 series. V: 3 series.
- **2ª semana:** 14-16 series. L: 6 series. M: 5 series. V: 4 series.
- **3ª semana:** 16-18 series. L: 6 series. M: 6 series. V: 6 series.
- **4ª semana:** 18-20 series. L: 8 series. M: 6 series. V: 6 series.
- **5ª semana**: 8-10 series. L: 4 series. M: 3 series. V: 3 series.

EJEMPLOS CON EJERCICIOS DE DOMINANCIA DE CADERA

1ª semana: 10-14 series

Lunes: 5 series
Sentadillas: 2 x 5 reps
Búlgaras: 2 x 10 reps
Extensión de cadera en 4 apoyos: 1 x 30 reps

Miércoles: 5 series
Peso muerto: 2 x 5 reps
Búlgaras: 2 x 10 reps
Rana: 1 x 40 reps

Viernes: 4 series
Hip thrust: 3 x 10 reps
Step up: 1 x 12 reps

2ª semana: 12-16 series

Lunes: 5 series
Miércoles: 4 series
Viernes: 4 series

3° semana: 14-18 series

Lunes: 6 series
Miércoles: 6 series
Viernes: 6 series

4° semana: 6-8 series

Lunes: 3 series
Miércoles: 2 series
Viernes: 3 series

Este ejemplo es muy básico y quizás no sea un estímulo suficiente para un practicante entrenado. Igualmente, el modelo puede traspolarse para practicantes más avanzados. Como ejemplo de una 4° semana de un ciclo de 5:

4° semana: 18-20 series

Lunes: 8 series
Sentadillas: 3 x 5 reps
Búlgaras: 3 x 10 reps
Extensión de cadera en 4 apoyos: 2 x 30 reps

Miércoles: 6 series

Viernes: 6 series

ESTIRAMIENTOS

Los estiramiento musculares han recibido grandes críticas en los ultimos 10 años. Sobre todo en el mundo del entrenamiento de la fuerza, a tal punto que muchos los consideran incluso contraproducentes. Sin hacer un juicio de valor, introduzco aquí algunos estiramientos para el que los quiera hacer y, además, para comprender con más profundidad la estructura del glúteo. Los efectos que pueda tener un estiramiento son variables en las diferentes personas y además su práctica en determinadas modalidades generaría un tipo de hipertrofia sarcomérica (se agregarían sarcómeros a lo largo de la miofibrilla muscular).

Si quieres estirar el glúteo puedes hacerlo, pero yo recomiendo al menos tener las siguientes consideraciones:

- No hacerlo si hay sospecha de una irritación nerviosa, ya que esto puede agravar la situación de la misma.
- No hacerlo previamente a un entrenamiento muy intenso de fuerza o explosivo, porque podemos inhibir la actividad refleja necesaria en ese tipo de entrenamiento. El exceso de flexibilidad puede entorpecer la acumulación y emisión de energía elástica (*Di Santo*).
- No considerar a los estiramientos como fórmulas mágicas para resolver un dolor o una disfunción.
- No hacerlo pretendiendo "arreglar" una contractura, porque de hecho puedes empeorarla.

Al haber comprendido el 3D del glúteo, entendemos que quizás necesitaremos diferentes estrategias para elongar las diferentes fibras que componen al glúteo.

Si realizamos una flexión aumentada de la cadera estaremos elongando las fibras más verticales del músculo. En una flexión a la que se le sume una aducción estaremos también elongando un poco más las fibras más horizontales del músculo. Y al agregar un movimiento de rotación interna, podremos hacer foco en la mayor parte de las fibras responsables de la rotación externa (las más horizontales del músculo). Recordemos que podemos tanto producir flexión, aducción y rotación interna ya sea porque acercamos el miembro inferior hacia nuestro tronco, como así también si acercamos nuestro tronco hacia el miembro inferior. Tenemos entonces diversas estrategias para elongar al músculo: acostado, sobre una superficie elevada, con ayuda externa, etcétera.

También al estar el glúteo tan enlazado con estructuras circundantes y alejadas, quizás estiramientos globales que integren a todas estas estructuras sea una buena idea en vez de trabajarlo de manera aislada. De esta manera, estaremos estirando al glúteo junto a toda la cadena funcional que compone cada vía.

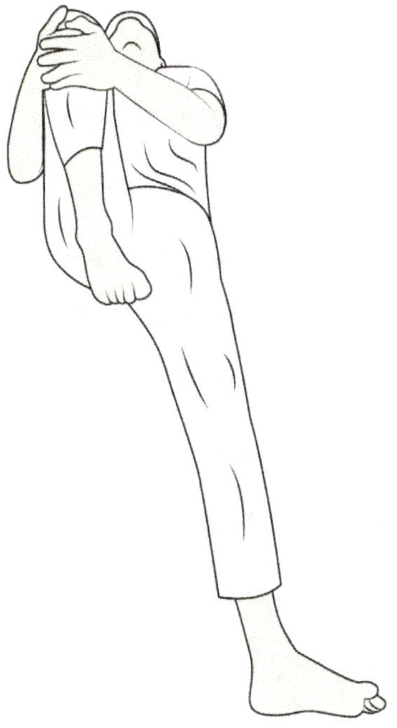

Figura 6.35
Fibras más verticales del glúteo.

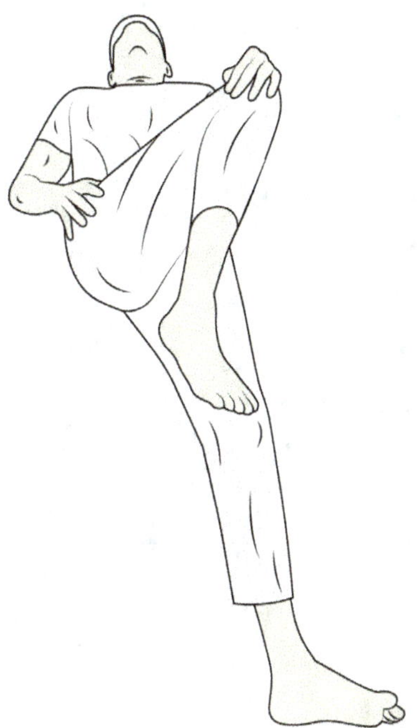

Figura 6.36
Fibras verticales y horizontales.

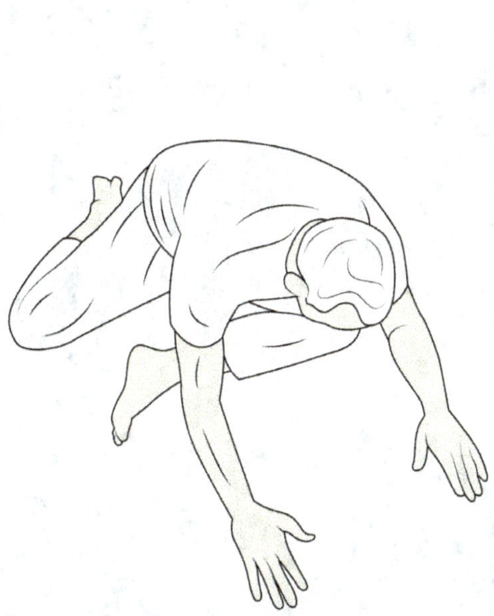

Figura 6.37
Fibras rotadoras del glúteo.

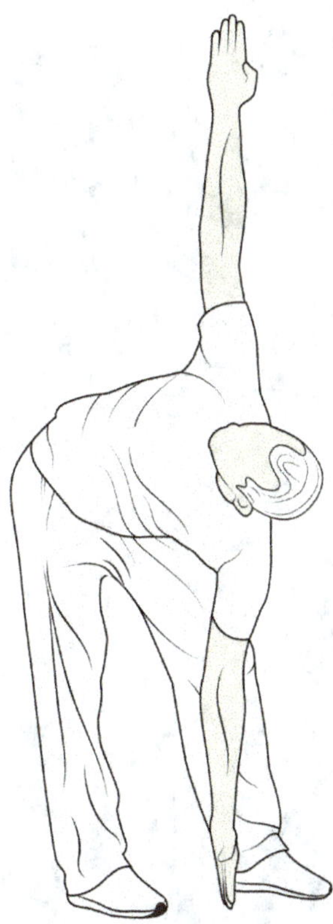

Figura 6.38
Molino. Cadena miofascial lateral
y funcional posterior.

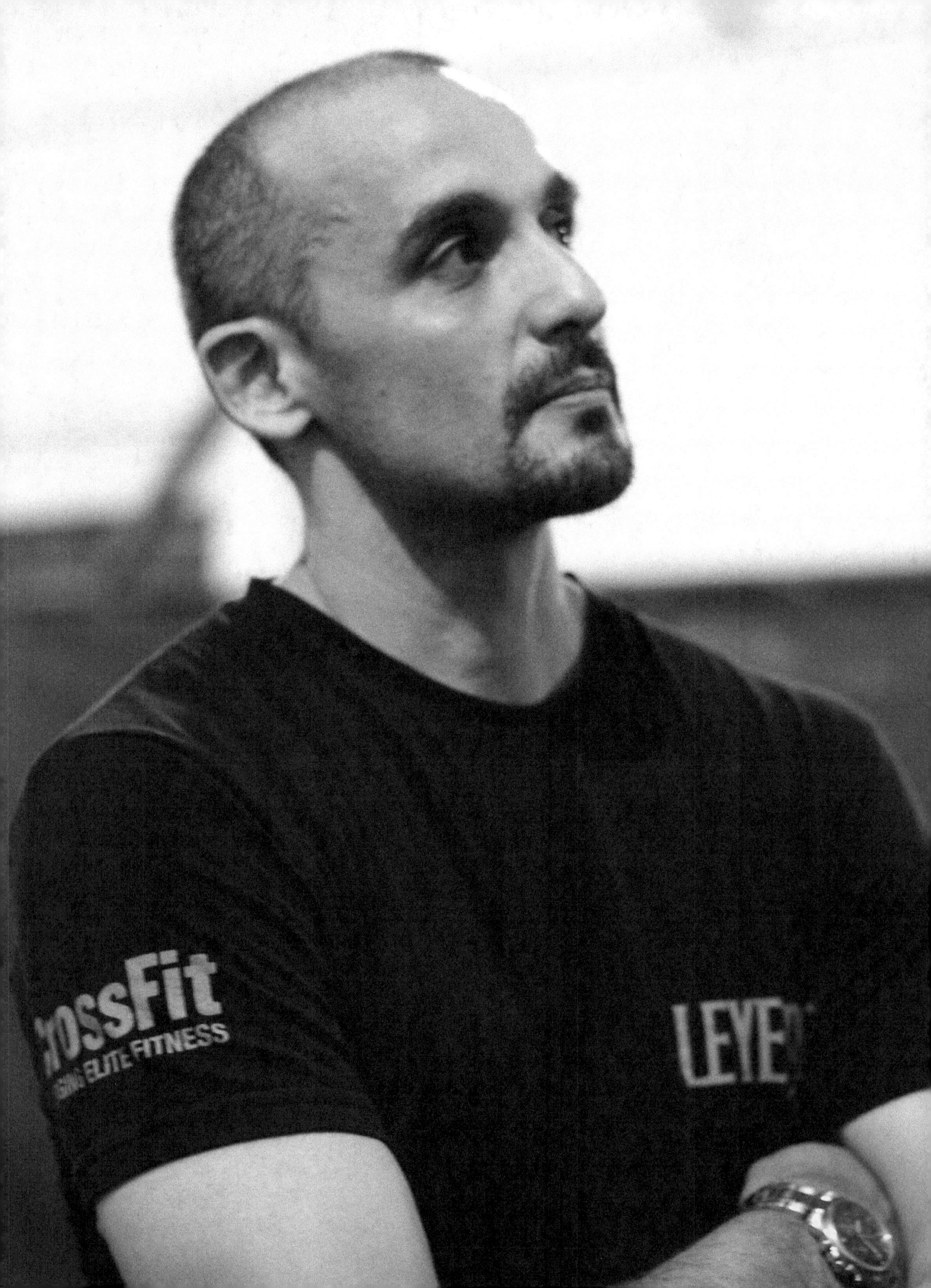
CrossFit
ELITE-FITNESS
LEVE

CONCLUSIÓN

Al terminar esta obra queda claro que los glúteos, mas allá de su trabajo aislado o estético, son una pieza clave en el movimiento del cuerpo humano. Su integración con las demás piezas del cuerpo es fundamental para aprovechar al máximo las capacidades del ser humano y mantener un sistema fuerte, saludable y autónomo.

Esta obra conformó gran parte de la zona del cuerpo de la cadera. Las siguientes ediciones que acompañan a esta obra serán sobre el hombro y las posibilidades de movimiento de los miembros superiores, de la rodilla y del tronco y su relación con lo que denominamos "core".

Agradezco tu tiempo por haber leído esta obra y espero encontrarte en las próximas ediciones de esta misma temática sobre **Fuerza, Entrenamiento y Anatomía**.

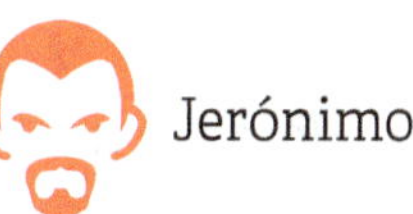 Jerónimo

BIBLIOGRAFÍA COMPLEMENTARIA

1   Vladimír Janda (1983). *Muscle function testing.* Buterworths. UK.

2   Gentil, Soares, Bottaro (2015). *Single vs. Multi-Joint Resistance Exercises: Effects on Muscle Strength and Hypertrophy.*

3   Frese, Brown, Norton (1987) *Clinical Reliability of Manual Muscle Testing Middle Trapezius and Gluteus Medius Muscles. Physical therapy.*

4   Buckthorpe, Stride, Della Villa (2019). *Assessing and treating gluteus maximus weakness a clinical commentary.* Isokinetic Medical Group. London.

5   Cronin, W.L. Keogh (2008). *Gluteus Medius: Applied Anatomy, Dysfunction, Assessment, and Progressive Strengthening.* Auckland University of Technology. Strength and Conditioning Journal.

6   Barker, Hapuarachchi, Ross, Sambaiew, Ranger, Briggs. (2014). *Anatomy and Biomechanics of Gluteus Maximus and the Thoracolumbar Fascia at the Sacroiliac Joint.*

7   Hogervorst, Vereecke (2014). *Evolution of the human hip. Part 1: the osseous framework.* J Hip Preserv Surg.

8   Hogervorst, Vereecke (2014). *Evolution of the human hip. Part 2: the osseous framework.* J Hip Preserv Surg.

9   Warrener (2017). *Hominin hip Biomechanics: Changing Perspectives.* Department of Anthropology, University of Colorado Denver.

10 Bramble, Lieberman (2004). *Endurance running and the evolution of Homo.* Department of Biology, University of Utah, Salt Lake City. Peabody Museum, Harvard University, Cambridge. USA.

11 Daniel Lieberman (2014). *The story of human body.*

12 Brad J. Schoenfeld (2020). *Science and Development of Muscle Hypertrophy. Human kinetics.*

13 Selkowitz, Beneck, Powers (2002). *Which Exercises Target the Gluteal Muscles While Minimizing Activation of the Tensor Fascia Lata? Electromyographic Assessment Using Fine-Wire Electrodes.* Journal of Orthopaedic & Sports Physical Therapy.

14 Barker, Hapuarachchi, Ross, Sambaiew, Ranger, Briggs (2013). *Anatomy and Biomechanics of Gluteus Maximus and the Thoracolumbar Fascia at the Sacroiliac Joint.* Wiley Periodicals, Inc.

15 Homma, Minato, Ima, Miyasaka, Springer-Verlag, (2018). *Investigation on the measurement sites of the crosssectional areas of the gluteus maximus and gluteus medius.* France SAS, part of Springer Nature.

16 Bret Contreras (2019). *Glute Lab: The Art and Science of Strength and Physique Training.* Victory Belt.

17 Selkowitz, Beneck, Powers. (2022). *Comparison of Electromyographic Activity of the Superior and Inferior Portions of the Gluteus Maximus Muscle During Common Therapeutic Exercises.* Journal of Orthopaedic & Sports Physical Therapy.

18 McAndrew, Gorelick, Brown (2006). *Muscles within muscles a mechanomyographic analysis of muscle segment contractile properties within human gluteus maximus.* Graduate School of Medicine. Australia

19 Badillo Juan Jose Gonzalez. (2016). Entrenamiento de la Fuerza Aplicada al Rendimiento Físico y Deportivo Apuntes en G-SE.

20 *Gluteus medius. VOL 4. Anatomía, mecánica y función muscular del glúteo medio.* NMIT ACTIVACION MUSCULAR.

21 *Gluteus maximus. VOL 5. Anatomía, mecánica y función muscular del glúteo mayor.* NMIT ACTIVACION MUSCULAR.

22 Daniel E. Lieberman (2012). *Those feet in ancient times.* Nature Vol. 483.

23 Michael Boyle (2010). *Advances in functional training.* On target. California.

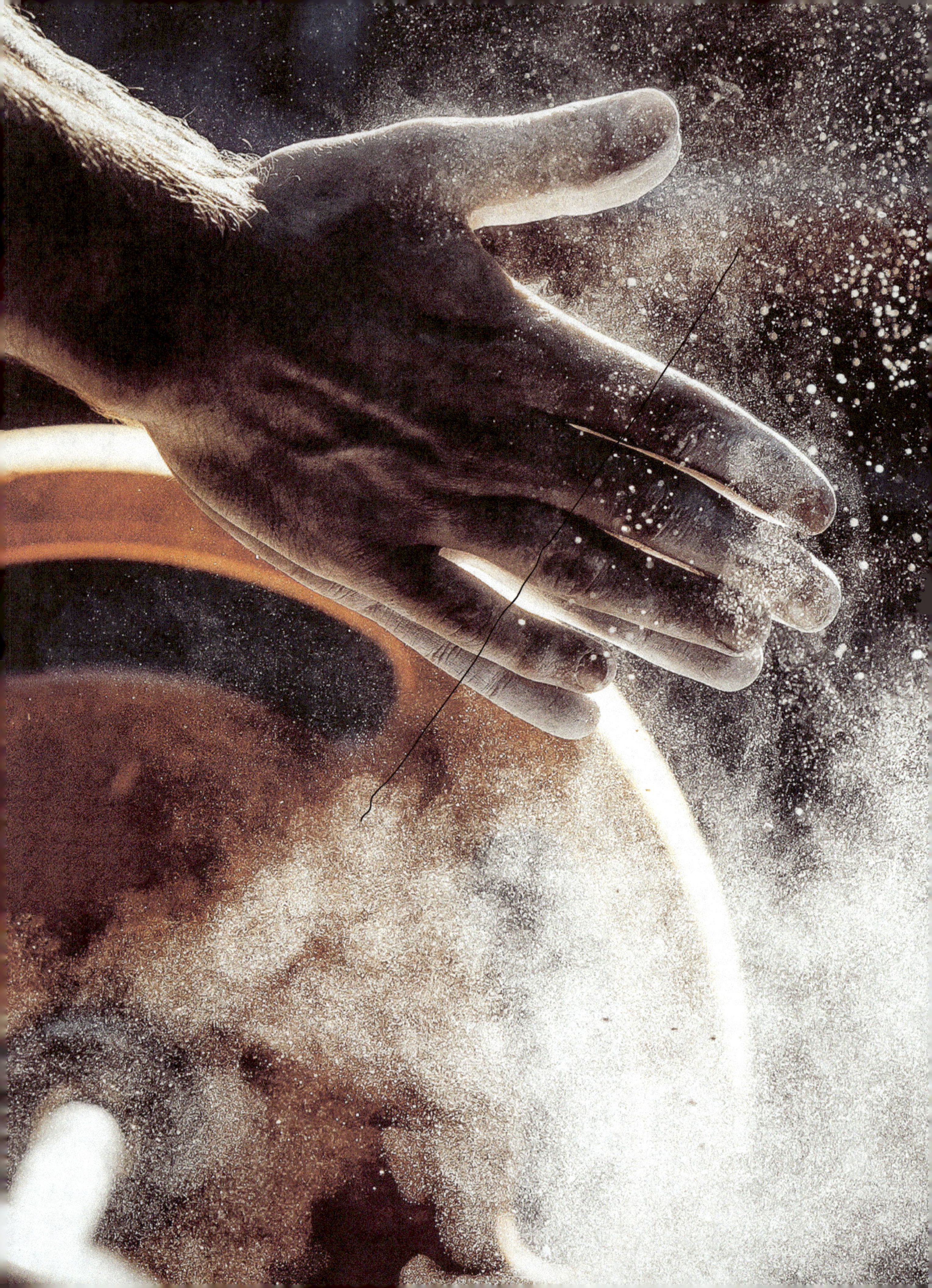

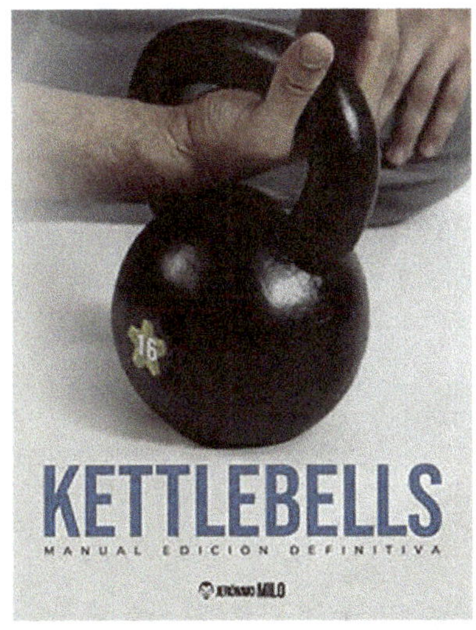

KETTLEBELLS
MANUAL EDICIÓN DEFINITIVA
JERÓNIMO MILO

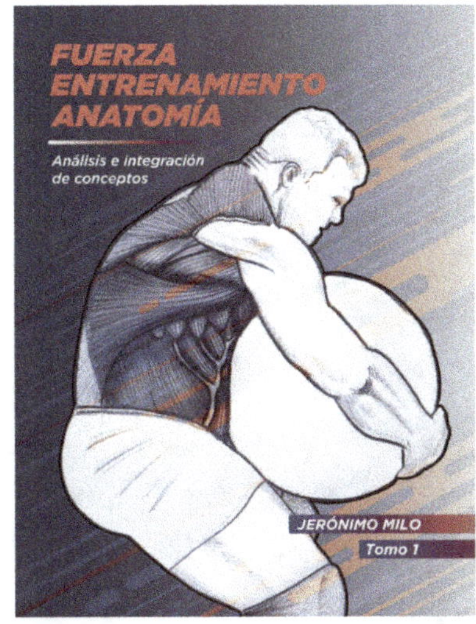

FUERZA ENTRENAMIENTO ANATOMÍA
Análisis e integración de conceptos
JERÓNIMO MILO
Tomo 1

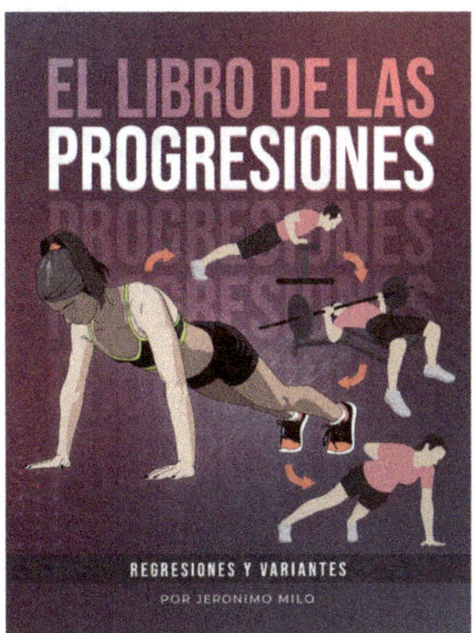

EL LIBRO DE LAS PROGRESIONES
REGRESIONES Y VARIANTES
POR JERONIMO MILO

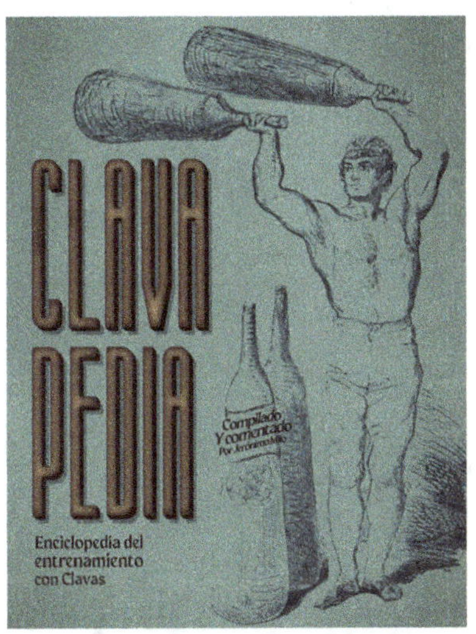

CLAVA PEDIA
Compilado y comentado Por Jerónimo Milo
Enciclopedia del entrenamiento con Clavas

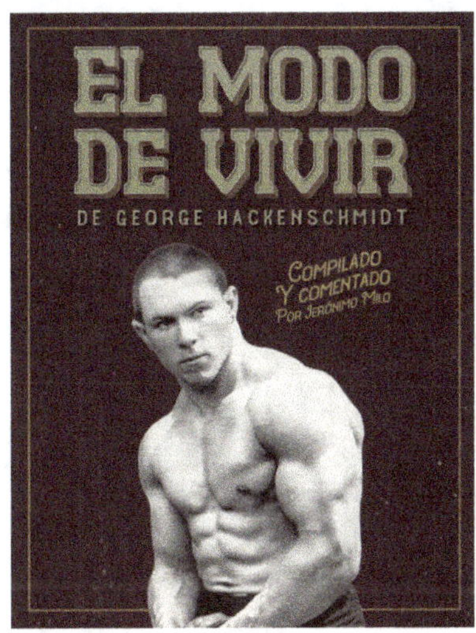

EL MODO DE VIVIR
DE GEORGE HACKENSCHMIDT
Compilado y comentado Por Jerónimo Milo

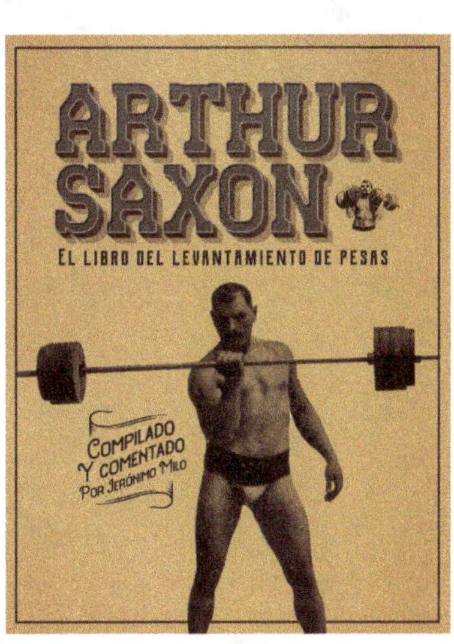

ARTHUR SAXON
EL LIBRO DEL LEVANTAMIENTO DE PESAS
Compilado y comentado Por Jerónimo Milo

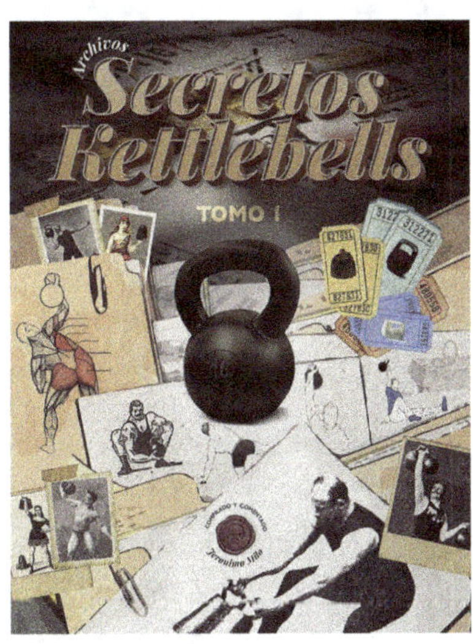

Archivos Secretos Kettlebells
TOMO 1